# CONTRIBUTION A L'ÉTUDE

DES

# TUMEURS SOLIDES

## DE L'OVAIRE

PAR

### Théophile LARNAUDIE

DOCTEUR EN MÉDECINE

Externe des hôpitaux (Concours décembre 1888)
Lauréat de la Faculté de médecine (Prix, Concours juillet 1890)

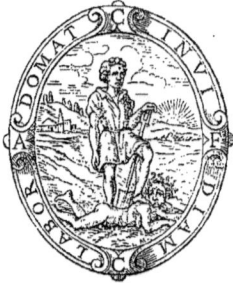

MONTPELLIER
CAMILLE COULET, LIBRAIRE-ÉDITEUR
LIBRAIRE DE L'UNIVERSITÉ
GRAND'RUE, 5

PARIS
GEORGES MASSON, LIBRAIRE-ÉDITEUR
120, BOULEVARD SAINT-GERMAIN

1891

# CONTRIBUTION A L'ÉTUDE

### DES

# TUMEURS SOLIDES

## DE L'OVAIRE

MONTPELLIER, IMPRIMERIE CENTRALE DU MIDI

# CONTRIBUTION A L'ÉTUDE

DES

# TUMEURS SOLIDES

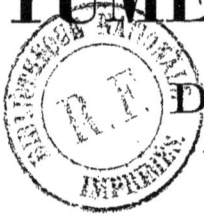

## DE L'OVAIRE

PAR

## Théophile LARNAUDIE

DOCTEUR EN MÉDECINE

Externe des hôpitaux (Concours décembre 1888)
Lauréat de la Faculté de médecine (Prix, Concours juillet 1890)

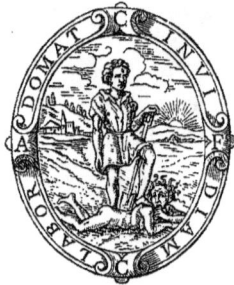

MONTPELLIER
CAMILLE COULET, LIBRAIRE-ÉDITEUR
LIBRAIRE DE L'UNIVERSITÉ
GRAND'RUE, 5
—
PARIS
GEORGES MASSON, LIBRAIRE-ÉDITEUR
120, BOULEVARD SAINT-GERMAIN
—
1891

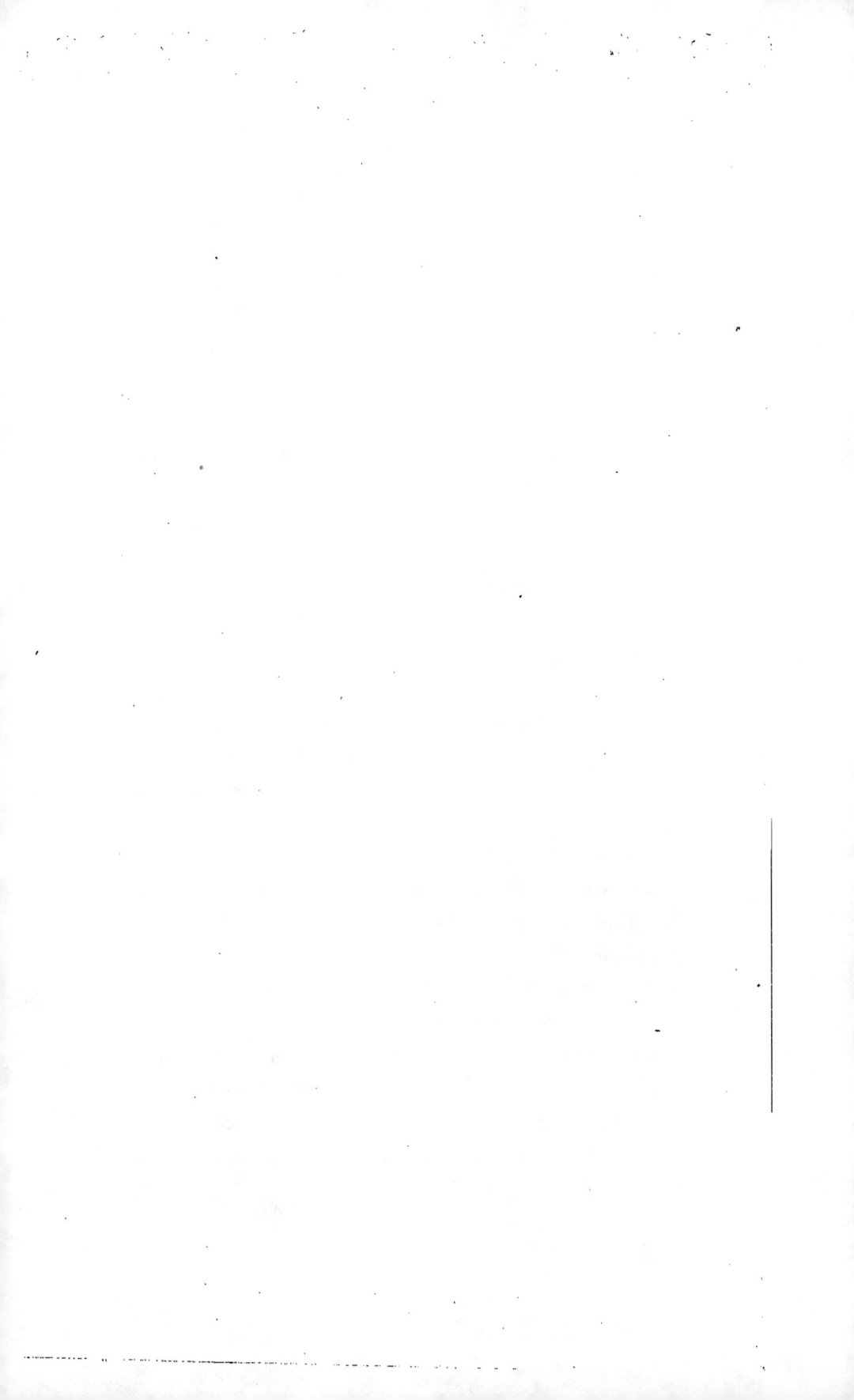

# INTRODUCTION

————

Nous avons eu la bonne fortune de recueillir dans la clientèle privée de M. le professeur Tédenat une observation intéressante concernant un cas de tumeur solide de l'ovaire. C'est ce qui nous a conduit à faire de cette question le sujet de notre thèse inaugurale.

Dans nos recherches historiques et bibliographiques, nous avons constaté qu'il n'y a pas de travail complet et récent sur les tumeurs solides de l'ovaire. La thèse de Ziembicki, les écrits de Kœberlé, Gaillard Thomas, Spencer Wells sont déjà d'une époque d'autant plus reculée pour nous que les progrès de l'antisepsie sont venus, en si peu de temps, pour la chirurgie abdominale surtout, bouleverser bien des principes, bien des idées acquises.

L'ovariotomie est aujourd'hui pratiquée partout, quelquefois même sans indication formelle; pourquoi ne pas le reconnaître? Tout chirurgien habile et bien outillé a pu fournir sa statistique. Ces observations qui nous arrivent de tous pays, par l'intermédiaire des publications et revues de médecine, qu'on nous envoie la plupart du temps avec le contrôle de l'examen microscopique fait par des anatomo-pathologistes éminents, ne méritent-elles pas d'être rassemblées, comparées à nouveau? Un travail allemand, le thèse de Seeger (de Munich,) parue en 1888, semblait répondre, du moins par le titre adopté, à ce desideratum; mais l'auteur réunit seulement quelques faits et la question qu'il n'a certainement pas résolue n'a pas même été posée.

Le sujet, tel que nous le comprenons, nous paraît vaste et difficile. Cette étude de la pathologie des annexes de l'utérus constituait presque pour Gaillard Thomas, dont l'autorité en pareille matière est cependant considérable, un véritable « noli me tangere » qu'il mit en relief par les lignes suivantes, dans son *Traité clinique des maladies des femmes* : « La nomenclature des tumeurs de l'ovaire, disait-il, est encore l'objet de changements continuels ; les opinions subissent des modifications journalières en ce qui concerne la pathologie ; la classification subit en conséquence de fréquents changements. Il en résulte de grandes difficultés pour l'auteur qui, n'étant pas autorisé par des recherches personnelles à émettre des vues originales, est obligé de s'appuyer sur les travaux anatomo-pathologiques.»

Nous ne nous dissimulons donc point combien notre essai est délicat, téméraire même relativement au temps fort limité que nous pouvons lui consacrer; mais ce sera déjà une satisfaction pour nous que d'avoir appelé l'attention sur une question d'intérêt aussi grand et de provoquer par ce moyen des recherches nouvelles plus complètes.

Notre travail sera divisé en huit chapitres :

I. — Historique de la question.
II. — Définition des tumeurs solides ; leurs variétés.
III. — Étiologie. — Anatomie pathologique.
IV. — Observations rangées par séries.

Indépendamment de notre chapitre d'observations, réduites pour la plupart à leurs caractères essentiels, nous intercalerons dans le texte celles qui nous paraîtront de nature à faire ressortir certains points qu'il sera nécessaire de souligner.

Avant d'entrer en matière, qu'on nous permette d'adresser nos remerciements à M. le professeur Tédenat, dont les conseils éclairés nous ont permis de mener à bonne fin cette thèse, et qui nous fait l'honneur d'en présider la soutenance. Nous devons remercier encore tout particulièrement MM. les professeurs Grynfeltt, Castan, Dubrueil; MM. les professeurs agrégés Truc, Estor, Gerbaud, pour la sympathie qu'ils nous ont toujours témoignée pendant le stage hospitalier et nos années d'externat. Le souvenir de leur enseignement, de leurs leçons au lit du malade, sera pour beaucoup dans le profond attachement que nous garderons toujours à l'École de Montpellier.

# CONTRIBUTION A L'ÉTUDE

DES

# TUMEURS SOLIDES

## DE L'OVAIRE

---

## CHAPITRE PREMIER

---

### HISTORIQUE

---

La connaissance des tumeurs solides de l'ovaire est de date assez récente. Au commencement du siècle dernier on n'avait encore vu que les tumeurs liquides et pour trouver leur distinction « en tumeurs creuses et tumeurs pleines », il nous faut arriver à Morgagni. Cet auteur, dans son chapitre « de sedibus et causis morborum per anatomen indugatis », par lequel il résume toutes les connaissances de l'époque sur ce sujet, nous signale très bien les tumeurs solides de l'ovaire. Il lance même le mot de sarcome, qui pour lui était loin d'avoir le caractère anatomo-pathologique qui lui a été assigné depuis et signifiait seulement masse charnue.

Morgagni avait été amené à ces découvertes par ses études sur le cadavre ; ses successeurs, étudiant de plus près le malade, oublièrent un peu cette division pour en accepter une autre plus clinique, mais moins vraie. Remarquant l'évolution si différente de ces tumeurs, ils les classèrent, comme pour les autres régions, en deux groupes parfaitement tranchés pour eux : les tumeurs bénignes et les tumeurs malignes.

Plusieurs observations publiées dans les Archives générales de médecine d'abord en 1823, mais surtout vers 1845 et 1850, vinrent confirmer ces données cliniques.

Quelques années plus tard, l'ovariotomie, grâce à quelques succès opératoires, est acceptée par certains chirurgiens et la tumeur, ce corps du délit presque toujours introuvable auparavant, est enfin tirée de l'abdomen et examinée à fond.

De là de nombreuses et fécondes découvertes anatomo-pathologiques datant presque toutes de cette époque. En France nous trouvons alors les travaux de Broca, Cruveilhier, Malassez. A l'étranger, Virchow dans sa *Pathologie des tumeurs*, Valdeyer et Léopold, dans les Archives de gynécologie allemande, continuent ces recherches.

Grâce aux succès de la méthode, les malades accourent plus nombreux, et en 1872 Spencer Wells publie, dans la 2ᵉ édition du *Traité des maladies des femmes*, de nombreux et utiles enseignements pour la clinique des affections de l'utérus et de ses annexes. En 1874 Barnes leur consacre quelques lignes dans son ouvrage, et en 1875 Ziembicki (thèse de Paris) trace un tableau clinique à peu près complet dont les grandes lignes sont encore citées par la plupart de nos classiques. Nous passons de là à la période contemporaine, où les ovariotomies suivies de succès vont se multipliant, atteignant des chiffres presque fantastiques. Au début de cette période, nous trouvons les traités de Gaillard Thomas, Kœberlé et Boinet, qui étudiaient le côté clinique et thérapeutique. A côté d'eux se place Spencer Wells avec son livre sur les tumeurs de l'ovaire paru en 1882 et fondé sur la grande expérience que donnent plus de 1,200 ovariotomies. Plus près de nous, citons enfin, les traités de Lawson Tait (1886), de Martin (1889), de Pozzi (1891), la thèse de Castelnau (Montpellier 1889-1890) sur le fibrome, celle de Ladouce (Paris 1889-1890) sur le sarcome de l'ovaire.

Presque tous ces auteurs récents nous paraissent sacrifier les tumeurs solides aux tumeurs liquides. Les premières ne les arrêtent pour ainsi dire pas. Nous estimons cependant qu'une étude complète est indispensable à l'intelligence d'un sujet aussi divers et dont l'importance devient chaque jour plus marquée.

# CHAPITRE II

## DÉFINITION DES TUMEURS SOLIDES
## LEURS VARIÉTÉS

Il nous paraît utile de donner au commencement de ce chapitre quelques considérations résumées sur l'anatomie, l'histologie et l'embryogénie des annexes de l'utérus.

L'ovaire est un organe pair, sécréteur des ovules. Inclus dans l'aileron postérieur du ligament large, il est séparé de la vessie par la trompe et le ligament rond, du rectum par les circonvolutions inférieures de l'iléon. Le ligament large et un ligament spécial, appelé ligament de l'ovaire, le maintiennent en place. Sa couleur est blanchâtre ; sa surface, lisse chez la jeune fille, est rendu plus tard un peu rude et irrégulière par les nombreuses cicatrices correspondant à la rupture mensuelle des vésicules de de Graaf. Le poids varie entre 6 et 8 grammes et la forme peut_être comparée à celle d'une amande.

La structure de l'ovaire présente les caractères suivants : On trouve d'abord une fine enveloppe au-dessous de laquelle est situé le tissu de la glande. Ce dernier se compose d'une partie superficielle, couche glandulaire, où se trouvent exclusivement des vésicules ovariennes dans un stroma de nature indéterminée (tissu conjonctif ; fibres musculaires) et d'une partie centrale constituée par beaucoup de vaisseaux, des fibres musculaires et des fibres conjonctives. La présence des fibres musculaires, contestée par certains, est cependant généralement admise.

L'embryogénie est aujourd'hui bien établie. « La glande génitale est située à la face interne du corps de Wolff. » (Formation des tubes de Pflüger aux dépens de l'épithélium germinatif qui prolifère.) « Si la glande est destinée à devenir un ovaire, les tubes de Pflüger s'étranglent de distance en distance et prennent l'aspect d'un chapelet. Dans chaque grain se trouve un ovule primordial entouré d'une zone de cellules. Bientôt chaque chapelet s'égrène, chaque grain est une vésicule de de Graaf; l'ovoblaste devient l'ovule ; les cellules enveloppantes forment les cellules de la granulosa. Ainsi se forme la couche ovigène de l'ovaire....... .... C'est à la puberté seulement que du liquide paraît dans le follicule de de Graaf. » ( Gilis, *Précis d'embryologie*, 1891. )

Le titre adopté pour ce chapitre indique seulement le désir que nous aurions de donner des tumeurs solides une définition qui puisse s'appliquer à tous les cas et fournir, avec une division méthodique, une base invariable sur laquelle on édifierait une étude complète, et bien délimitée. Une définition scientifique ainsi comprise, la seule désirable, est pour ainsi dire impossible en raison des éléments si divers qui viennent si souvent prendre rang parmi les tumeurs solides.

Tous les auteurs que nous avons consultés nous indiquent d'une manière plus ou moins complète les variétés de ces néoplasmes, mais aucun, à l'exception de Ziembicki, ne risque une définition. Pour Ziembicki, une tumeur de l'ovaire est solide, si elle est irréductible en totalité ou en partie après une ponction. Pouvons-nous admettre cette explication? Assurément non. Elle est beaucoup trop élastique et manque son but qui serait de limiter nettement le sujet. Les grands kystes classiques de l'ovaire sont-ils en effet toujours réductibles à la ponction? Les kystes multiloculaires, ceux à parois épaissies, à contenu très dense, ne se réduisent que fort peu et rentreraient absolument dans le cadre tracé par Ziembicki. Cependant ce sont là des tumeurs très fréquemment rencontrées, et il n'est encore venu à l'idée de personne d'en faire des tumeurs solides. L'irréductibilité n'implique aucunement la notion de solidité.

Loin de nous toutefois l'idée d'établir une barrière infranchissable entre les tumeurs solides et liquides. Plus que tout autre, nous avons l'intention de montrer le grand nombre de leurs points communs, les formes fréquentes de tumeurs solides dérivant des kystes et les dégénérescences kystiques des premières. Comme pour les cirrhoses et les néphrites, il y a entre les deux genres extrêmes un terrain mixte, où évoluent beaucoup de néoplasmes participant alors des caractères fondamentaux de deux formes principales et impliquant des difficultés de définition et de classification presque insurmontables.

L'opinion de Burns et de Ledran rattachant les kystes aux tumeurs solides dont ils faisaient une dégénérescence, n'est pas sans fondement. Il n'y a quelquefois pour nous entre ces deux ordres de néoplasmes d'autre différence qu'une différence de degré et rarement de nature. Presque tous les kystes, depuis les découvertes de Malassez et de Sinety sont considérés comme des tumeurs malignes, comme de véritables épithéliomas avec leurs attributs ordinaires. Bien souvent les parois kystiques dégénèrent en sarcomes et carcinomes, deviennent le siège de végétations dendritiques envahissant la cavité et la rupturant par suite de l'augmentation de pression. De là au cancer de l'ovaire il n'y a qu'un pas, et tous les intermédiaires nous paraissent pouvoir être rencontrées. Au point de vue clinique, les différences ne sont pas plus marquées qu'au point de vue anatomo-pathologique. La symptomatologie, l'évolution, le traitement surtout, sont dans certains cas à peu près les mêmes.

Toute délimitation du sujet sera donc essentiellement arbitraire, et, pour en avoir une qui puisse s'appliquer à tous les cas et servir de guide au chirurgien dans son étude, on ne pourrait que s'adresser à la proportion plus ou moins considérable de parties solides trouvées dans la tumeur à un moment donné. Si nous essayons de fournir une définition, ce serait à la suivante que nous accorderions la préférence ; elle est nécessairement banale, mais nous paraît vraie. *Sera considérée comme tumeur solide toute masse ovarienne, de formation nouvelle, composée exclusivement de parties solides ou dans laquelles ces parties seront en excès.*

Notre sujet ainsi limité par cette définition, il nous sera plus facile d'indiquer les diverses variétés de tumeurs solides. Appartiendront à cette classe tous les néoplasmes, tels que fibrome, myome, adénome, sarcome, carcinome, épithéliome, endothéliome, enchondrome, myxome, dont la masse est absolument solide. Avec eux nous rangerons encore, toujours dans le même sens, les productions complexes, telles que fibro-myome, fibro-myxome, fibro-sarcome, myo-sarcome, myxo-sarcome, adéno-sarcome, sarcome carcinomateux, myxo-sarcome carcinomateux, formes pour ainsi dire bâtardes et ré-

sultant d'une association d'éléments néoplasiques fondamen
taux caractérisant habituellement des tumeurs différentes.
Aux deux types précédents, nous devons en ajouter un troisième
constitué par les tumeurs mixtes qui sont formées de masses
solides assez considérables, mais associées à quelques kystes
ordinairement peu volumineux. Elles comprendront en premier
lieu le cysto-fibrome, cysto-sarcome, cysto-carcinome, où la
production kystique est secondaire et surajoutée; en second
lieu, des formes primitivement liquides ; secondairement solides, telles que certaines proportions de kystes végétants,
dermoïdes et autres kystes à contenu quelquefois solide, et
dont les parois épaissies ont dégénéré et se sont transformées
en sarcome, carcinome, épithéliome. Ces masses solides
constituent la plus grande partie de la tumeur.

Quelques auteurs, parmi lesquels Pozzi, ne rangent pas,
avec les tumeurs solides, l'enchondrome et les papillomes, en
raison de leur rareté. Ce motif ne nous paraît pas suffisant,
et dans notre cadre nous n'avons pas hésité à donner leur
place à ces tumeurs qui, par leur nature et leur siège nettement démontrés, appartiennent à notre sujet. Il n'en sera pas
de même du tubercule, produit tuberculeux, que beaucoup de
gynécologistes rangent à tort parmi les tumeurs solides de
l'ovaire.

En quoi se distingue ce tubercule de ceux du poumon?
Est-ce par sa fréquence moindre, son volume plus grand rappelant d'assez loin une tumeur? Toutefois, peut-on voir là
des signes suffisants pour que dans le poumon il y ait simple-
ment tuberculose et dans l'ovaire tumeur ?

Nous l'écarterons donc de notre sujet et avec lui nous
repousserons également la sclérose de l'ovaire, atrophique ou
hypertrophique, dont l'histoire se rattache directement à celle
de l'inflammation chronique.

# CHAPITRE III

---

## ÉTIOLOGIE. — ANATOMIE PATHOLOGIQUE

---

Tout le monde, jusqu'à ce jour, s'accorde à reconnaître notre ignorance presque complète au sujet des causes premières des tumeurs solides. « Il nous faut confesser, dit Lawson Tait, que nous en sommes profondément ignorant et que le peu que nous en savons se borne entièrement aux processus par lesquels ces causes produisent leurs résultats particuliers. »

Des hypothèses nombreuses ont été émises. Quelques-unes semblent présenter une certaine part de vérité, mais ne sauraient s'adapter à tous les cas. On a dit que le jeune âge avait une funeste influence ; mais en dehors des kystes dermoïdes qui sont congénitaux et pour lesquels l'étiologie est rendue de ce fait plus obscure, les cas de tumeurs se développant dans la vieillesse ne sont pas rares. Nos observations nous ont fourni à ce sujet le résultat suivant : 56 fois la tumeur s'était développée avant quarante ans et 31 fois après, dont un assez grand nombre entre cinquante et soixante ans, un cas à soixante-sept ans (obs. 24), un autre à soixante-huit (obs. 69), et enfin un troisième à soixante-dix (obs. 25). Ces chiffres montrent cependant que le jeune âge prédisposerait dans une certaine mesure. Mais la fréquence plus grande de ces tumeurs pendant l'adolescence ou l'état adulte n'est-elle pas plutôt liée

aux excitations sexuelles, aux congestions ovariques dépendant des périodes menstruelles, qui sont l'apanage de cette
partie de la vie?

Le traumatisme paraît jouer aussi un certain rôle.

On pense que les violences extérieures sont une des causes les moins contestables du développement des tumeurs
solides. Pour Gross et Masse, elles refouleraient dans les tissus
des éléments épidermiques qui entreraient plus tard en activité ; ce serait au moins le cas des kystes dermoïdes. Il paraît
plus probable qu'elles agissent en provoquant des perturbations menstruelles, une irritation congestive ou phlegmasique.
Mais, pour que ces diverses causes donnent naissance à une
tumeur, il faut que le terrain soit préparé, que la malade soit
arthritique et appartienne à la famille des néoplasiques. Telle
serait l'influence de l'hérédité, bien que nous ayons rarement
trouvé à signaler dans nos observations des antécédents inté-
ressan ts

Citons encore l'opinion de Scanzoni, qui prétend qu'il faut
surtout incriminer l'aménorrhée chlorotique et la rupture incomplète des follicules. On reproche à cette théorie d'expliquer seulement l'hydropisie des follicules de de Graaf, tumeur
dont le nombre et l'importance pathologique ont été considérablement réduits par les découvertes anatomo-pathologiques
de Malassez et de Sinéty.

Nous ne dirons rien de la théorie parasitaire, qui ferait de
ces tumeurs de véritables maladies virulentes. Malgré d'ac-
tives recherches, aucun microbe n'a encore été découvert dans
ces néoformations.

En 1875, Ziembicki, traitant ce chapitre d'anatomie pathologique, fut obligé de se borner à la description de quelques

particularités anatomiques déjà indiquées par Broca, Cruveilhier et Virchow. Mais le grand nombre d'ovariotomies
pratiquées de nos jours a fait faire d'incontestables progrès
à cette partie de l'étude des tumeurs solides de l'ovaire. Le
résultat est même d'autant mieux acquis, d'autant plus scientifique, que presque toutes les observations publiées sont
suivies d'un examen microscopique complet indiquant la nature et la variété du néoplasme.

Nous diviserons notre étude en deux parties. L'une sera
consacrée aux considérations générales relatives à l'âge, à la
fréquence, au siège, aux caractères macroscopiques. L'autre
contiendra quelques notions sommaires sur la stucture et la
nature intime des divers néoplasmes solides. Nous préfère-
rons, pour cette seconde partie, sacrifier le texte aux nombreux examens microscopiques relevés dans des ouvrages
spéciaux, car, mieux que la description détaillée que nous
pourrions en fournir, ils montreront, avec les différents types,
les variétés de constitution.

L'une des questions les plus discutées se rapporte à la fréquence de ces tumeurs par rapport aux kystes. D'après Spencer Wells,— beaucoup de gynécologistes s'associent, dans une
certaine mesure, à cette opinion, — elles seraient très rares.

Quelques statistiques recueillies çà et là vont nous montrer
combien les idées sont partagées à ce sujet. Ce qui explique
les divergences parfois considérables entre les conclusions
proposées, c'est que beaucoup de chirurgiens se refusent à
admettre parmi les tumeurs solides des néoplasmes qui, d'a-
près notre définition, leur appartiennent incontestablement.
Avec Spencer Wells, ces néoplasmes arrivent seulement à
la proportion relative de 1,2 pour 100. Léopold propose 1,5,
et West, 5 pour 100. L'écart devient encore plus grand avec
Olshausen, qui fournit une statistique portant sur 200 ovariotomies comprenant les cas suivants :

| Kystes prolifères | 151 |
|---|---|
| — paraovariens | 24 |
| — dermoïdes | 8 |
| Fibromes | 5 |
| Carcinomes | 4 |
| Sarcome | 5 |
| Kystes tubo-ovariens | 3 |

Nous relevons 14 tumeurs solides pour 200 cas, soit 7 pour 100. Martin arrive à peu près au même résultat et trouve 14 tumeurs solides pour 208 observations, c'est-à-dire un peu moins de 7 pour 100. Cette proportion s'applique également aux cas de Terrier. Nous avons relevé dans la *Revue de chirurgie* 6 séries de 25 ovariotomies, avec 7,3 pour 100 de tumeurs solides.

Dorhn note une fréquence égale à 10,2 pour 100, et s'appuie sur 50 cas.

Karl von Rokitanski, rassemblant les ovariotomies qu'il avait pratiquées depuis mai 1875 au mois d'août 1880 (*Allg. Weiner med. Zeit.*, 1880), cite 24 kystes, 1 fibrome, 1 cysto-fibrome, 1 sarcome. Pour lui, la fréquence serait donc encore plus élevée et arriverait à 11 pour 100.

Cette progression s'élève encore avec Keit et Haas. Le premier trouve, pour 200 tumeurs de l'ovaire, 17 tumeurs solides et 13 demi-solides. Il les réunit et propose la proportion de 15 pour 100. Le second (*Beitrag zur casuistik der ovarialsarkom München*, 1882), rapporte 53 ovariotomies avec 10 tumeurs solides. Il arrive ainsi au chiffre de 18 pour 100, le plus considérable que nous ayons encore inscrit.

Nous pourrions encore citer des cas de Pozzi (*Gaz. méd.*, 1879), de Lamarque (thèse de Bordeaux), où les tumeurs solides comprennent le quart ou la moitié des cas, mais le nombre de ces derniers est trop restreint pour que les conclusions qu'on pourrait en tirer aient de la valeur.

Nous avons gardé pour la fin de cette énumération la statistique des ovariotomies pratiquées par notre Maître M. le
professeur Tédenat, car elle nous a paru donner un chiffre
moyen parfaitement en rapport avec l'idée que nous avons à
émettre au sujet des chiffres fournis par les auteurs précédents.

M. Tédenat a recueilli 125 observations de laparotomie pour
tumeurs de l'ovaire. Elles se décomposent de la façon suivante:

90 kystes multiloculaires glandulaires; dans deux cas, tumeurs bilatérales.

14 kystes papillaires ; dans 4, tumeurs bilatérales.

2 kystes à la fois dermoïdes et glandulaires.

11 tumeurs solides $\left\{\begin{array}{l} \text{sarcome} \\ \text{fibrome} \\ \text{carcinome.} \end{array}\right.$

Dans huit cas, M. Tédenat a refusé d'opérer à cause de l'inclusion de la tumeur ou de la cachexie trop avancée des malades; six de ces tumeurs étaient certainement solides. Dans un
cas, M. Tédenat rencontra un sarcome énorme très adhérent,
très vasculaire et ne termina pas l'opération.

Nous arrivons avec cette statistique à un minimum de 17
tumeurs solides pour 133 observations, soit 12,7 pour 100. Cette
proportion ne nous paraît pas exagérée, et pour nous expliquer les chiffres de Léopold, Spencer Wells et West, si peu
élevés relativemennt à ces derniers, nous estimons que ces
chirurgiens ont rangé, et cela à tort, ainsi que nous l'avons
déjà démontré, des tumeurs en grande partie solides dans la
classe des kystes. C'étaient des kystes dermoïdes avec des
productions osseuses ou cartilagineuses, avec de fortes masses de cheveux, des parois très épaissies; des kystes avec
des végétations internes ou externes suffisantes pour que
Wacquez (thèse de Paris) en forme une classe spéciale sous

l'étiquette de tumeurs solides ; c'étaient enfin des kystes à parois dégénérées et transformées en masses sarcomateuses ou carcinomateuses considérables.

La fréquence relative des différentes variétés de tumeurs solides est plus rarement notée. Les 15 tumeurs opérées que Ziembicki réunit dans sa thèse se divisent en : 7 sarcomes ou cysto-sarcomes, 3 cancers, 1 épithéliome, 1 fibrome et 1 tumeur colloïde ; les 12 non opérées comprennent: 6 sarcomes ou cysto-sarcomes, 4 cancers, 1 fibrome et 1 tumeur colloïde.

Les 114 observations que nous avons réunies dans ce travail se divisent en 59 sarcomes purs, mixtes ou complexes, 27 fibromes, 21 carcinomes, 2 endothéliomes, 2 épithéliomes, 2 kystes proligères et une tumeur indéterminée. La proportion de kystes proligères n'a ici aucune valeur, les deux observations que nous rapportons étant seulement destinées à montrer qu'il est quelquefois nécessaire de les ranger parmi les tumeurs solides.

Les fibromes sont assez rares, mais nous avons pu en rassembler un nombre suffisant pour nous permettre d'affirmer que leur rareté est moindre qu'on ne l'a dit. La fréquence plus grande des tumeurs malignes, et en particulier du sarcome, ressort clairement de nos chiffres et de ceux fournis par les auteurs. Le carcinome a été trouvé 9 fois pour 191 ovariotomies, par Martin, soit 4,7 pour 100. Tauffer donne même un chiffre encore trois fois plus fort. Il a rencontré 15 cas de carcinome dans 106 laparotomies, c'est-à-dire le 14 pour 100. Il n'est pas indifférent de remarquer à ce sujet que cette proportion, calculée seulement pour une variété de tumeur solide qui n'est pas la plus fréquente, nous surprend relativement à celle assignée à l'ensemble des tumeurs liquides et solides, par Spencer Wells et Léopold.

La proportion du carcinome, sarcome et autres tumeurs malignes réunies, varie selon que le chirurgien est partisan de

2

l'intervention précoce et n'attend pas qu'à un nombre déjà fort élevé de tumeurs malignes vienne s'adjoindre une certaine quantité de tumeurs bénignes qui ont subi ultérieurement la transformation de leurs éléments. Cette fréquence est en moyenne de 16,4 pour 100 pour Cohn, qui rapporte 600 cas de tumeurs de l'ovaire opérées par Schrœder (*Zeit. f. Geb. u. Gynæk.*, t. XXII, 1886).

Les nombreuses statistiques que nous venons de rassembler nous permettent d'assigner aux tumeurs solides une fréquence assez notable, et de leur accorder, par suite, l'importance qu'elles méritent.

Cela justifie amplement les longs détails dans lesquels nous nous avons cru devoir entrer pour émettre une conclusion plus probante.

Les considérations se rapportant à l'âge ont trouvé leur place à propos de l'étiologie. Nous rappelons seulement que ces tumeurs se développent plus particulièrement pendant la vie sexuelle de la femme et au moment de la ménopause. Quant au côté occupé habituellement par le néoplasme, il ne nous paraît pas possible de le désigner d'une façon précise. On a prétendu que l'ovaire droit était pris le plus souvent ; nos observations confirment ce point, mais l'ovaire gauche lui aussi est très fréquemment envahi. La bilatéralité a été constatée 18 fois et elle était le plus souvent liée à des tumeurs malignes primitives ou secondaires qui s'étaient développées dans un espace de temps fort limité. Chez la malade de notre observation XXXVI, on trouva cependant une transformation fibreuse des deux ovaires. Les deux tumeurs étaient distinctes ; la droite avait le volume d'une tête d'adulte, la gauche celui d'une mandarine.

Dans notre chapitre de définition, nous avons indiqué sommairement les diverses variétés de tumeurs rencontrées chez les malades dont nous rapportons l'observation. La forme qu'elles présentent est moins régulièrement globuleuse que dans les grands kystes de l'ovaire. On la trouve souvent bosselée, mamelonnée, irrégulière, surtout s'il s'agit de tumeurs compliquées de formations kystiques ou de néoplasmes malins. La forme du fibrome rappelle fréquemment celle d'un ovaire sain, agrandi dans tous ses diamètres. Le poids et le volume ne présentent aucun caractère bien constant. Nous avons trouvé le plus souvent des dimensions rappelant une mandarine, une tête de fœtus ou d'adulte, mais un plus grand volume a été aussi quelquefois noté. Le poids a varié d'un kilogr. à 44 kilogrammes et plus. Le fibrome de notre observation XXXV avait atteint en cinq ans le poids de 30 kilogr. et le sarcome de l'observation LXXXVI pesait 44 kilogrammes. Une autre malade dont nous rapportons l'histoire (obs. XXVI) était atteinte d'une tumeur si volumineuse qu'elle eut besoin d'une table échancrée pour soutenir son ventre.

Les tumeurs solides ont d'ordinaire une consistance dure, mais ce signe n'est pas toujours très net, Une dégénérescence de leur tissu, une grande vascularité ou encore l'œdème des parois peuvent donner une sensation de fausse fluctuation. On a cité des cas où la fluctuation était très nette par l'abdomen au niveau d'un kyste développé sur la paroi supérieure de la tumeur et dans lesquels le toucher rectal et vaginal donnaient seuls la sensation dure, quelquefois osseuse, caractéristique.

La paroi de la tumeur est plus ou moins épaisse et vasculaire. On a voulu voir dans la résistance plus grande que lui confère son épaisseur variable une raison de la marche moins rapide de certaines tumeurs malignes, de sarcomes en particulier, dont les éléments emprisonnés dans la capsule ne pourraient s'accroître et s'étendre aussi rapidement. La vascularité a causé des hémorrhagies assez graves après ponction. Elle serait due pour certains auteurs à la torsion du pédicule, amenant une circulation plus difficile, une stase du sang dans la tumeur avec dilatation consécutive des vaisseaux.

Les adhérences constituent un fait important sur lequel nous aurons à revenir. Elles sont rares avec les fibromes qui adhèrent cependant quelquefois à la paroi abdominale ou à l'épiploon; leurs connexions sont lâches et peu organisées. Les sarcomes et autres productions malignes se compliquent plus fréquemment et plus rapidement d'adhérences, surtout avec les organes voisins, ce qui assombrit leur pronostic, car la séparation en est difficile. La tumeur, à une période avancée, est quelquefois absolument immobilisée et enclavée au détroit supérieur, ce qui fait hésiter le chirurgien, lorsqu'il se pose la question d'intervention. Par quelles causes se produisent ces adhérences ? Valdeyer les attribue à la destruction de l'épithélium cylindrique de revêtement de l'ovaire. Cette opinion, reproduite par Ziembicki, est généralement acceptée, confirmée par ces faits que l'âge avancé où se produit d'ordinaire la chute de cet épithélium, les tumeurs malignes où ces couches sont envahies, réalisent d'excellentes conditions pour la formation de ces liens plus ou moins vasculaires.

La notion du pédicule est intimement liée aux migrations subies par l'ovaire en voie d'accroissement néoplasique. Avant d'étudier cette question que des descriptions récentes tracées par Freund viennent d'éclairer d'un jour nouveau et original, nous devons déclarer que ce pédicule constitué ordinairement par le ligament de l'ovaire, quelquefois par le ligament large et la trompe, est le plus souvent court et large. C'est par ce point, véritable hile, que pénètrent les vaisseaux destinés à nourrir la tumeur, vaisseaux qui, après torsion du pédicule, perdent leurs fonctions et rendent possible la gangrène du tissu néoplasique auquel les vivres ont été ainsi coupés.

L'étude des migrations de la tumeur selon le degré d'accroissement se rattache de très près à ces questions qu'elle suffit parfois à expliquer. Freund (*Samml. Klin. Vortrag*, 1890) déclare, en se basant sur 200 ovariotomies dont il reproduit les observations résumées, que le mécanisme caractérisant le déplacement des tumeurs est normal ou anormal selon les cas. Dans les conditions normales, cet auteur compare le déplacement de la tumeur à celui réalisé par l'utérus gravide. On se rappelle que cet organe, attiré d'abord par son poids dans l'excavation, remonte ensuite au-dessus du détroit supérieur actionné par son volume, le ligament rond, l'effort de la sangle musculaire périnéale et surtout par le déplacement du centre de gravité qui est rapporté vers sa paroi antéro-supérieure. Les migrations de la tumeur ovarienne se diviseraient donc en deux périodes. Dans la première, l'ovaire descend dans le cul-de-sac de Douglas. « Il se place alors en arrière et sur les côtés de l'utérus, conséquemment suivant un des diamètres du bassin. L'utérus se trouve simultanément déjeté vers le côté opposé à la tumeur, mais il n'est ni élevé, ni rapproché de la paroi pelvienne antérieure d'une manière notable. Le pédicule s'insère à la face antérieure de la tumeur, la trompe la parcourt à peu près transversalement, sa portion ampullaire ainsi que le repli péritonéal correspondant repose sur elle, tandis que sa portion frangée contourne la convexité latérale de l'ovaire.

» Néanmoins, son angle cervical est entraîné du même côté que la matrice, son angle postérieur est effacé du côté affecté, conservé au contraire du côté sain. Il existe à ce moment des troubles vésicaux assez accusés (besoins fréquents d'uriner, mictions difficiles). »

A la deuxième période, la tumeur passe dans l'abdomen. « Mais ce changement brusque de situation (beaucoup de femmes notent le moment précis où il se produit) d'une masse sphérique ou ovalaire s'accompagne toujours, les conditions étant normales, d'un certain degré de rotation. Celle-ci se traduit par une torsion, d'un tour de spire seulement au début, qui siège dans la majorité des cas, un peu au-dessus du milieu du pédicule. Elle est tantôt dirigée de dehors en dedans, tantôt de dedans en dehors. Le ligament de l'ovaire, et une partie du ligament large, qui concourt à la formation du pédicule, sont toujours tordus. La torsion de la trompe n'est pas aussi constante, on la rencontre plus particulièrement quand la grosse portion de l'organe est étirée sur la tumeur. Quant au ligament rond, qui n'entre que rarement dans la constitution du pédicule, il ne présente de torsion que dans quelques cas. On en a cité un certain nombre d'exemples. » (*Revue analytique*; *Annales de gynécologie*, 1890, t. II.)

La torsion du pédicule s'explique très bien d'après ce qui précède, mais ce mécanisme ne nous paraît pas suffisant pour amener une torsion exagérée et des phénomènes de gangrène de la tumeur. Nous croyons alors qu'il est nécessaire de faire intervenir certaines causes, qui ont du reste été signalées par Thornton, Klob et d'autres, telles qu'une violence extérieure, des mouvements brusques, l'alternative de plénitude et de vacuité de la vessie et enfin les mouvements péristalliques de l'intestin. L'influence des fibres musculaires du pédicule ne nous paraît pas bien démontrée et doit être peu marquée. L'importance de ces divers agents mécaniques est favorisée par le premier degré de torsion que décrit Freund, torsion qui diminue la vitalité du pédicule et pourrait seulement se défaire si la tumeur reprenait sa place dans le cul-de-sac postérieur.

Pendant cette deuxième période, la tumeur offre des rapports avec l'utérus qu'elle repousse en arrière (obs. XX, XLIII, XLV), et avec la face supérieure de la vessie qu'elle comprime. Les intestins sont repoussés en haut et en arrière; le ligament large est quelquefois dédoublé (obs. 42). Le mécanisme de ces changements de position est anormal dans certains cas.

Ces migrations irrégulières de la tumeur sont alors liées à une anomalie de développement des organes pelviens, à un pédicule court et résistant ou encore à des adhérences de l'utérus.

Les tumeurs solides de l'ovaire parvenues à leur dernière période provoquent des désordres multiples pelviens abdominaux ou thoraciques dont la description appartient à notre chapitre de symptomatologie. La généralisation au péritoine au foie, à l'estomac (obs. XI), à l'intestin et au cœur se produit; l'ascite augmente et refoule le diaphragme. Assez souvent on note de l'hydrothorax qui est une véritable transudation du liquide abdominal à travers les vaisseaux lymphatiques diaphragmatiques.

Nous devons signaler encore les dégénérescences fréquentes de tumeurs bénignes en tumeurs malignes. Cette transformation qui offre le plus grand intérêt pratique nous semble nettement établie par les chiffres de Martin et de Freund montrant que selon que l'intervention est précoce ou tardive la proportion des tumeurs malignes s'élève de 7 pour 100 à 21,6 pour 100.

Les particularités anatomiques qui précèdent n'auraient pas une grande valeur si nous ne pouvions, par un examen microscopique approfondi, indiquer la nature intime et la variété du néoplasme. Pour la plupart de nos observations inédites du service de M. le professeur Tédenat, l'examen microscopique a été fait par M. le professeur Kiener. A ces analyses, nous en joindrons d'autres empruntées à la thèse de Seeger.

Les tumeurs de l'ovaire tirent leur origine des différents tissus qui entrent dans la constitution de cet organe.

Leur point de départ est dans le stroma, les vaisseaux sanguins et lymphatiques, les follicules eux-mêmes et surtout leur épithélium.

Citons d'abord les concrétions de diverse nature, fibrineuses, pierreuses, calcaires, osseuses, cartilagineuses et enfin le stéatome. Les concrétions fibrineuses peuvent résulter d'un molimen physiologique, mais proviennent le plus souvent d'un véritable processus hémorrhagique, résultant d'apoplexies de l'ovaire. La transformation calcaire de ces corps fibreux n'est pas rare et notre observation XXXVIII en fournit un exemple remarquable.

La psammome est une pétrification accidentelle résultant aussi très souvent de la transformation des productions fibrineuses. Il est parfois aussi associé au véritable fibrome ou même au carcinome, comme le démontre le cas de Flaischlen publié sous le nom de psammo-carcinome de l'ovaire. Indépendamment des productions osseuses trouvées dans les kystes dermoïdes, il en est d'autres assez fréquentes qui se produisent aux dépens du stroma fibreux et de dégénérescences variées. Aux dépens de ces mêmes parties ovariques plus ou moins hypertrophiées et sclérosées peuvent naître encore des concrétions fibro-cartilagineuses et cartilagineuses, quelquefois même — et alors le type a une évolution maligne — il se développe de véritables enchondromes dont Kiwisch, Scanzoni et Cruveilhier ont cité des exemples.

Le stéatome n'est plus compris parmi les tumeurs solides.

On s'accorde généralement à le considérer comme un amas de tubercules, des concrétions fibrineuses ou comme des masses conjonctives ayant subi la caséification ou le ramollissement. Le fibrome se développe aux dépens du stroma ovarien par hyperplasie de ses éléments, qui ne tardent pas à atrophier les éléments spéciaux de l'ovaire disparaissant devant eux. Le point de départ serait pour Patenkow une sclérose du tissu glandulaire; il résulterait de la confusion des vaisseaux et de tous les follicules. Le processus serait le même pour les fibromes kystiques et les fibromes purs. Ces derniers sont rares et ont la structure suivante :

OBSERVATION PREMIÈRE

(Résumée)

Fibrome de l'ovaire (n° 294 de la collection anatomo-pathol, de Munich, *in* thèse de R. Seeger). Traduction inédite.

Tumeur presque aussi grosse qu'une tête d'homme, longueur 0,19 centimètres, largeur 0,15, épaisseur 0,11; surface unie, à fibres luisantes. La forme de la tumeur est celle d'un ovaire très grossi. La consistance est uniforme, assez dure à la coupe. Pas d'adhérences même avec la trompe. Pédicule large et court.

L'examen microscopique décèle un fibrome pur. On trouve une capsule constituée par un amas assez épais de tissu conjonctif et des cellules conjonctives très clairsemées. De la capsule émanent de larges travées de tissu conjonctif se croisant en tous sens et dont le trame sépare des cellules en forme de fuseau, à long noyau. Ces cellules, toujours isolées les unes des autres ne sont nulle part rassemblées en groupe. Peu de vaisseaux.

Quelques vaisseaux ont été remarqués dans cette tumeur, mais cette vascularité s'accroît dans certains cas. On a alors le fibrome aréolaire de Spiegelberg qui rapproche ces tumeurs du tissu caverneux et du sarcome.

Le fibrome se creuse assez souvent de cavités kystiques et constitue le cysto-fibrome dont nous fournissons de nombreux types au chapitre d'observations et une étude histologique sommaire dans l'observation suivante :

## OBSERVATION II

### (Résumée)

Fibrome des deux ovaires (294 de la même collection, *in* thèse de
R. Seeger). Traduct. inédite.

La tumeur qui remplace l'ovaire droit a la forme d'un œuf.
Long, 0,16 centimètres, large 0,10, épaisseur, 0,08. — Surface
unie et brillante. Pas d'adhérences. Quelques sillons peu
profonds et, dans l'un deux, insertion du pédicule court et large
qui se dirige ensuite vers la partie latérale du ligament large.

A la coupe, tumeur uniformément dure. A la surface sont
8 à 10 cavités de la grosseur d'une cerise et à contenu purulent.

*Observation microscopique.* — Tissu fibrillaire avec cellules.

Nombreuses cavités ordinairement rondes.

Mêmes caractères à gauche.

*Diagnostic.* — Fibrome kystique. Les petits kystes de la
surface de l'ovaire droit semblent être des follicules dégénérés changés en kystes.

Dans le tissu fibromateux l'on découvre aussi quelquefois
des fibres musculaires lisses. L'existence de ces tumeurs complexes, désignées sous le nom de fibro-myomes, a été longtemps
mise en doute et attribuée à l'utérus. Depuis, Sangali a décrit un cas de myome pur de l'ovaire, et l'histologie normale a
montré, dans différents points du stroma ovarien, des fibres
musculaires, indépendamment de celles des parois vasculaires qui pourraient, à elles seules, expliquer la présence de ces
tumeurs. Le fibro-myome ovarien peut coexister avec une ou
plusieurs tumeurs de même nature, mais siégeant sur l'utérus.

## ORSERVATION III

### (Résumée)

Fibrome de l'ovaire (n° 308 de la même collection, *in* thèse R. Seeger).
Traduction inédite.

Variété intéressante. Les organes génitaux ont été conservés. L'utérus est normal et présente sur la paroi postérieure un myome interstitiel de la grosseur d'une poire. La trompe présente des dilatations kystiques. A la place de l'ovaire gauche est une tumeur de la grosseur de la tête d'un enfant, en forme de haricot. Longueur $0^m,20$, largeur $0^m,12$, épaisseur $0^m,07$. Bosselure et sillons plus ou moins profonds à la surface. Pas d'excroissances, consistance dure. Sur un côté, petite cavité kystique à contenu purulent. Aucune adhérence avec l'utérus ou la trompe. Le pédicule est court et large, émanant de la partie postérieure du ligament large.

Au microscope, on voit émaner de la capsule des masses de travées conjonctives qui s'entre-croisent dans tous les sens, comme dans l'observation précédente.

Les cellules sont cependant plus nombreuses, ont même distribution et même direction. Çà et là sont aussi des groupes de cellules plus longues, à noyaux allongés. Ce sont vraisemblablement des fibres musculaires. Fait digne de remarque, on la trouve seulement à côté des rares vaisseaux de la tumeur.

Avec ces tumeurs bénignes nous devons ranger l'adénome et le papillome. L'adénome se complique souvent de productions kystiques et sarcomateuses. Quant au papillome, c'est une forme verruqueuse, dendritique, dégénérant facilement en tumeur maligne et qu'il serait difficile de séparer des kystes végétants.

Léopold décrit sous le nom de lymphangiome kystomateux une tumeur caractérisée par la prolifération du stroma avec développement variqueux des vaisseaux lymphatiques et formations kystiques.

Le myxome, constitué par des tissus muqueux, nous servira de transition entre les tumeurs bénignes et malignes. Cette tumeur est rare et n'a été rencontrée que trois fois pour nos 113 observations. Netzel, qui en rapporte sept cas (*Centr. fur Gyn.*, 1886), leur attribue une marche rapide. L'opération, pratiquée six fois, donna six guérisons non suivies de récidive. L'élément myxomateux était associé à d'autres variétés néoplasiques dans nos trois cas ; il devait en être ainsi pour ceux de Netzel, qui les décrit sous le nom de pseudo-myxomes de l'ovaire. Nous avons emprunté à Doléris l'observation suivante :

## OBSERVATION IV

Fibro-myxome de l'ovaire (Société obst. et gyn. de Paris, 8 nov. 1888)

X..., âgée de dix-huit ans. Ovaire extirpé présente une transformation fibro-myxomateuse complète. Il n'existe plus de couche ovigène, de follicules, de stroma. Guérison. Présentation à la Société.

Il est encore d'autres formes intermédiaires aux tumeurs bénignes et malignes formes complexes où les éléments fibreux, adénomateux, musculaires, sont rencontrés à côté de nids cellulaires plus ou moins limités et rappelant le sarcome ou le carcinome. Nous avons analysé un grand nombre d'observations se rapportant à des fibro-sarcomes, adéno-sarcomes, myo-sarcomes et fibro-carcinomes. Nous arrivons ainsi progressivement au cancer de l'ovaire, dont il est nécessaire de distinguer deux formes principales : le sarcome, le carcinome ou épithéliome.

Le sarcome a, comme le fibrome, une origine conjonctive et présente, selon les cas, le type globo-cellulaire ou fuso-cellulaire.

## OBSERVATION V

Sarcome de l'ovaire (*in* thèse R. Seeger). Traduction inédite

Au microscope : désordre normal. Cavités ovales d'égales dimensions remplies de cellules rondes à gros noyaux. Çà et là de plus petites cellules semblables, avec des corps de lymphe. Diagnostic : sarcome globo-cellulaire avec dégénérescence graisseuse.

## OBSERVATION VI

### (Résumée)

Sarcome de l'ovaire (no 291 de la collection, *in* thèse de R. Seeger). Traduct. inédite.

La tumeur a la grosseur d'une tête d'enfant, l'aspect d'un cône tronqué. Nombreux sillons profonds à la surface, et dans l'un, insertion du pédicule qui est long de 2 centimètres et arge de 10 centimètres. Trompe adhérente.

Le tissu est dur, avec de nombreux vaisseaux élargis au centre et présente deux cavités grosses comme une noix, à paroi solide et à contenu purulent (kyste ramolli). Sous la capsule sont d'autres cavités, à paroi plus faible, du volume d'une cerise (follicules dilatés).

Le microscope montre entre deux larges septa des cellules rondes mêlées avec une substance grasse et blanche. Beau coup de cellules possèdent des gouttes graisseuses de dimensions variables, et leur coloration est incomplète. Vaisseaux nombreux.

*Diagnostic.* — Sarcome globo-cellulaire et dégénérescence graisseuse.

### OBSERVATION VII

#### (Résumée)

Sarcome bilatéral (n° 305 de la collection, *in* thèse de R. Seeger). Traduct. inédite.

L'ovaire gauche est changé en une tumeur de la grosseur d'une poire. Sa surface est bosselée, et il existe de nombreuses adhérences avec les organes voisins. Sur un côté de la tumeur est un kyste dermoïde de la grosseur d'un œuf de poule.

Ovaire droit gros comme une orange, surface rugueuse et excroissances. Utérus adhérent. Pédicule court et large des deux côtés.

Le microscope montre entre de rares traits de tissu conjonctif quelques cellules épaisses en fuseau, mais surtout des masses de cellules rondes avec de gros noyaux. Vaisseaux assez nombreux, surtout au voisinage de la capsule. Cette description s'applique aux deux tumeurs, mais à droite il y a une proportion plus grande de vaisseaux et de tissu conjonctif.

*Diagnostic.* — Deux sarcomes globo-cellulaires, dont un est secondaire à un kyste dermoïde.

### OBSERVATION VIII
#### (Résumée)

Sarcome des deux ovaires (n° 274 de la collection, *in* thèse de R. Seeger). Traduct. inédite.

Utérus infantile, long seulement de 4, 5 centimètres. L'ovaire droit a la grosseur d'une poire. Surface raboteuse. La trompe droite adhère aux parties latérales et supérieures de la tumeur.

L'ovaire droit est gros comme un œuf de poule et occupe en largeur la surface postérieure du ligament large. Surface raboteuse. Trompe adhérente. Le tissu de la tumeur est dur à la coupe. Pas de cavités.

Au microscope, on voit des cellules ovales et en fuseau, de gros noyaux rassemblés en masses; des filaments étroits de tissu fibrillaire parcourant la tumeur en tous sens. Peu de vaisseaux.

*Diagnostic.* — Sarcome fuso-cellulaire des deux ovaires.

Les observations qui précèdent montrent qu'il existe souvent dans l'épaisseur du tissu sarcomateux des cavités kystiques et des foyers de désintégration graisseuse. Sinéty prétend à ce sujet que ces caractères auraient permis de confondre la sarcome avec des kystes prolifères.

Des tumeurs complexes servant de transition entre le sarcome et le carcinome ont été encore décrites sous le nom de *sarcome carcinomateux*. Nous en rapportons plusieurs exemples dans les observations suivantes empruntées à la thèse de Seeger :

### OBSERVATION IX

(Résumée)

Carcinome sarcomateux de l'ovaire (n° 290 de la collection, *in* thèse R. Seeger). Traduct. inédite.

A la place de l'ovaire gauche, tumeur longue de 0m,23, large de 0m,17, épaisse de 0m,13. Surface peu entaillée La trompe est atteinte dans sa partie latérale (plusieurs nodosités). La partie dégénérée adhère à la tumeur ovarienne mais peut en être séparée.

Au microscope, cellules nombreuses en forme de fuseau, à noyaux allongées situées entre des travées conjonctives. Sur un autre point, grosses cellules polygonales à noyaux gros et ronds. Ailleurs encore nombreux vaisseaux dilatés et surtout dans leur voisinage de très petites cellules rondes.

## OBSERVATION X

### (Résumée)

Carcinome sarcomateux des ovaires (n° 301 de la collection, *in* thèse R. Seeger). Traduction inédite.

L'examen microscopique fait par Haas démontra un carcinome sarcomateux : « cellules épithéliales de formes variées, soutenues par une trame légère. Dans chaque espace, cellules en fuseau très pressées. » Les cellules épithéliales montrent encore un ou plusieurs noyaux. Beaucoup de vaisseaux. Même aspect des deux côtés.

## OBSERVATION XI

### (Résumée)

Carcinome sarcomateux primitif des deux ovaires (*Sections-Journal des pathologischen Institutes*). Traduction inédite.

Ritter (Anna), emballeuse, âgée de dix-neuf ans.

*Autopsie.* — Le corps était fortement amaigri et pesait 45 kilogrammes, Bas ventre très enflé. Liquide ascitique séreux hémorrhagique. Le foie s'élevait de deux doigts au-dessous du bord inférieur des fausses côtes. Il était rapetissé. En plusieurs endroits étaient des nodosités dures, grosses comme des grains de chanvre ou des pois et situées tantôt dans la capsule, tantôt dans le parenchyme, s'enfonçant alors d'une

épaisseur de quelques millimètres. Au niveau du hile, infil-
tration cirrhotique nettement néoplasique.

Épanchement pleurétique bilatéral ( liquide séro-purulent).
Poumons œdématiés et infiltrés aux deux bases. Cœur rata-
tiné. Estomac, péritoine et mésentère infiltrés et criblés de
nodosités. Rate grossie modérement. Il n'y avait rien de
particulier sur le systême nerveux et l'appareil urinaire. L'entrée du bassin était remplie par deux tumeurs appartenant
nettement aux ovaires. La tumeur gauche, constituée par deux
nodules, adhérait à l'utérus par un pédicule large et court.
Elle était dure avec quelques petits orifices et n'offrait point
de parties ramollies. A droite, tumeur plus petite. Tout le péritoine de l'espace de Douglas était envahi par des couches
noirâtres comprimant l'intestin. Ces mêmes productions néoplasiques sur le péritoine du cul-de-sac vésico-utérin, avaient
déterminé de l'antéversion utérine. Le microscope montra
dans ces tumeurs des masses de cellules en forme de fuseau
et des cellules assez grandes, polygonales et à gros noyaux.
Toutes les parties de ces tumeurs étaient de plus traversées
par de rares et fines travées conjonctives. Ces deux ordres
de cellules ne se détachaient nulle part d'une façon bien
nette.

Dans l'observation II, la tumeur avait envahi primitivement les ovaires et s'était développé secondairement dans le
péritoine, le grand épiploon, l'estomac et le foie, épargnant les
organes pelviens.

« Il est encore une variété intermédiaire au point de vue
histologique à l'épithéliome et au sarcome, qu'on a rencontré
tour à tour dans certains kystes dermoïdes dégénérés, dans
des kystes papillaires et dans des tumeurs solides criblées de
petites cavités, qu'on rangeait jusqu'ici dans la classe des sarcomes : Eckardt et Pomorsky les ont appelés endothéliomes

3

pour indiquer nettement leur provenance de l'endothélium
des fentes ou des capillaires lymphatiques, soit même des
vaisseaux capillaires sanguins (Eckardt). On a pu suivre pas
à pas la transformation des éléments conjonctifs en cellules
épithélioïdes d'une part, et de l'autre la profilération diffuse
de l'endothélium des fentes lymphatiques du tissu conjonctif. Ce néoplasme est donc mixte et participe à la fois des tumeurs d'origine conjonctive ou sarcomes et des tumeurs d'origine épithéliale ou épithéliomas. » (Pozzy, *Traité de gynécologie*, 1891). Cette variété a été étudiée d'abord par Léopold.
Olshausen, Flaischlen et Marchand en ont donné des observations, et, pour montrer leur structure, nous en reproduisons
deux dues, l'une à Désiderius, l'autre à Pomorski.

### OBSERVATION XII

Endothéliome kystique myxomateux de l'ovaire (Désidérius V. Velitz,
*Zeit f. Geb. u. Gyn.*, 1890. — *Annales de gyn.*, 1890).

Femme âgée de vingt-quatre ans. Début il y a neuf ans;
accidents asphyxiques; impotence presque absolue. Laparatomie et extraction d'une tumeur plus grosse qu'une tête
d'adulte ayant des adhérences étendues avec la paroi abdominale et les organes voisins. Mort une heure et demie après
l'opération. La tumeur était pourvue d'une capsule ayant
l'aspect d'une membrane séreuse et qui envoyait dans l'intérieur de la masse morbide de nombreuses cloisons délimitant
des lobes inégaux. Elle présentait une coloration gris blanchâtre. De consistance molle, elle se laissait facilement dila-
cérer. A la coupe, elle offrait un aspect alvéolaire rappelant
celui d'une ruche ou d'une fine éponge avec seulement quelques cavités plus grandes, variant du volume d'une noix à
celui du poing d'un enfant. Les espaces innombrables, sphé-

riques, longitudinaux, du volume d'un grain de millet à celui
d'une tête d'épingle étaient réunis par un tissu muqueux,
homogène, transparent. D'un certain nombre de ces espaces
s'écoulait un liquide un peu trouble, analogue à du sérum.
D'autres espaces contenaient des masses de détritus, une
substance jaunâtre, nulliforme, transparente, etc. La tumeur
développée aux dépens de l'ovaire gauche adhérait fortement
à la corne gauche et à la face postérieure de l'utérus dont on
put toutefois la séparer avec effort. L'auteur donne ensuite
une description minutieuse de sa structure anatomique et conclut quant à son origine comme suit : « Les faisceaux de cellules massifs ou creux, disséminés entre les kystes et s'abou-
chant à maintes reprises avec eux, permettent de se prononcer sur l'origine de cette tumeur. L'épaisseur inégale des
faisceaux cellulaires, leurs dilatations, leur disposition moni-
liforme, le tissu réticulé produit des ramifications multiples,
la dilatation fongiforme des bourgeons latéraux, leur transformation directe en kystes, ce sont là autant de circonstances
qui indiquent que très vraissemblablement tous les éléments
constitutifs du néoplasme dérivent des vaisseaux lymphatiques et spécialement de l'endothélium de ces vaisseaux. »

OBSERVATION XIII

Endothéliome de l'ovaire. Pomorski (*Zeit f. geb. u. Gyn.*, 1890, p. 1. —
*Annales de gyn.*, 1890.)

B. ., âgée de quarante-sept ans, réglée à seize ans, ménopause vers quarante-cinq ans. Douleur dans le ventre, surtout
à droite, depuis plusieurs mois. Cette femme a perdu ses
forces, est amaigrie, a de la fièvre. L'utérus est fortement
repoussé à gauche par une tumeur grosse comme une tête
de fœtus, rénitente, peu mobile, mais très isolable de l'utérus

et offrant à droite et sur sa face externe quelques bosselures. Laparotomie. On trouve de nombreuses adhérences avec l'épiploon et les anses intestinales et pour les rompre la tumeur et l'intestin se déchirent en un point. Un premier examen fit penser à un kyste dermoïde carcinomateux à cause d'une cavité contenant une masse épaisse de cheveux, des éléments épithéliaux et des cristaux de cholestérine. D'autres coupes permirent de reconnaître que toutes ces altérations étaient l'aboutissant d'une prolifération inflammatoire diffuse des éléments endothéliaux des espaces lymphatiques du tissu connectif.

D'après Dixion Jones (*N.-York med. J.*, mai 1890), l'endothéliome dériverait d'une altération des corps jaunes de la menstruation qui peuvent également constituer pour lui une autre tumeur qu'il appelle gyrome. Ce néoplasme, qui se distinguerait du précédent par des douleurs, de l'épuisement et des phénomènes nerveux, résulterait d'un processus inflammatoire dont les premières phases s'observent dans la membrane anhiste qui, à l'état normal, enveloppe les corps jaunes de la menstruation. Cet auteur rapporte 11 cas; la tumeur n'était jamais trois ou quatre fois plus volumineuse qu'un ovaire normal.

Dans un mémoire paru dans la même revue en 1889, Dixion Jones établit, d'après 12 cas, la transformation de l'endothéliome en angiome et hématome et considère ces tumeurs comme le stade terminal du développement de cet endothéliome.

L'épithéliome ou carcinome qu'il nous reste encore à décrire peut revêtir deux formes: l'une médullaire; l'autre papillaire. Le cancer est fongoïde, quand il présente une grande vascularité et une consistance molle; mélanique, s'il possède des îlots de pigment. Les observations suivantes en montreront la structure et diverses variétés. Dans l'une d'elles, la tumeur enclavée au détroit supérieur provoqua des accidents d'obstruction par compression du gros intestin.

Chez la malade qui fait l'objet de l'observation XVIII, les deux ovaires furent pris secondairement à un cancer de l'estomac.

### OBSERVATION XIV

#### (Résumée)

Carcinome de l'ovaire (n° 292, même collection, *in* thèse R. Seeger). Traduct. inédite.

L'ovaire droit est remplacé par une tumeur du volume de la tête d'un homme et de forme indéterminée. Derrière, sont deux kystes dermoïdes, sur la paroi antérieure desquels se montrent plusieurs tumeurs solides de différentes grosseurs. Celles-ci sont munies de capsule, leur tissu est assez friable et complètement ramolli en certains points.

Examen microscopique : Épaisse charpente conjonctive avec quelques rares cellules en fuseau, mais surtout d'épaisses couches, de grosses cellules épithéliales avec de grands noyaux. Celles-ci sont rangées en colonnes.

Diagnostic : Carcinome provenant de la paroi d'un kyste dermoïde.

### OBSERVATION XV

#### (Résumée)

Carcinome de l'ovaire (n° 293, même collection, *in* thèse R. Seeger). Trad. inédite.

Tumeur en forme de fève, grosse comme un œuf de poule, reliée à la surface postérieure du ligament large. Surface irrégulière offrant des orifices. A la coupe, tissu modérément dur vec quelques nodosités. Utérus et trompes offrent conformation normale. Pas d'adhérences.

Examen microscopique : Grosses cellules épithéliales englobées par un stroma conjonctif en désordre. Dans les traits de tissu conjonctif se trouvent de rares cellules en fuseau et, répandues çà et là, d'assez nombreuses petites cellules rondes.

OBSERVATION XVI

Cancer de l'ovaire. — Obstruction intestinale par Barral, interne des hôpitaux
(*Archiv. de tcol.*, p. 369, 1883).

Marie C..., trente ans, règles normales, diminuées depuis deux mois, multipare.

Le 6 janvier, à son entrée à la Pitié, état général mauvais. Le ventre est tendu, saillant, à paroi œdémateuse et sillonnée de grosses veines.

Ascite. Pouls petit ; temp. : 38. Pas de selles depuis quinze jours. Pas de vomissements. Souffle au deuxième temps et à la base. Huile de ricin, lavement purgatif.

Le 7. — Pas de selles. Affaiblissement plus prononcé, langue sèche. Ballonnement extrême. Suffocation ; pas de vomissements. Temp. : 37°8 ; un peu d'amélioration les jours suivants. Mort le 16.

*Autopsie.* — Ascite abondante (liquide séro-sanguinolent). Au niveau du détroit supérieur, tumeur fortement enclavée dans le petit bassin, qu'elle dépasse à gauche vers la fosse iliaque, où elle comprime le gros intestin. On trouve qu'elle est adhérente à la face postérieure de ligament large droit, occupant la place de l'ovaire. Il n'existe de dégénérescence cancéreuse dans aucun organe voisin, excepté dans le rein. Cependant tous les ganglions abdominaux étaient pris et la trompe droite était un peu augmentée de volume et carnifiée.

## OBSERVATION XVII

### (Résumée)

Carcinome des deux ovaires (n• 295, même collection, *in* thèse R. Seeger).
Traduct. inédite.

Des deux côtés, tumeur ayant environ la forme d'une poire, de consistance pâteuse, adhérente à l'utérus qui les relie par sa face postérieure. Une mince enveloppe conjonctive avec quelques points ramollis les englobe. Pas d'adhérence avec les trompes. On trouve, au microscope, de fortes travées de tissu conjonctif circonscrivant des cavités de grandeur et de forme différentes et contenant des cellules polygonales avec de gros noyaux, cellules réunies çà et là en nids caractéristiques.

## OBSERVATION XVIII

### (Résumée)

Cancer colloïde de deux ovaires secondaire à un cancer de même nature de l'estomac et du péritoine (*Sections Journal des patologischen Institutes,* 1887). Traduct. inédite.

Gobl. (Anna), morte à l'âge de cinquante-cinq ans. Poids : 27 kilogrammes.

*Autopsie.* — Les ganglions inguinaux sont durs et engorgés, surtout à droite; œdèmes au niveau des malléoles. On trouve dans le ventre un litre et demi de liquide teinté en rouge. Le foie est rapetissé, et, au niveau du hile, on découvre des masses gélatineuses. Même état pour la rate, mais les parties gélatineuses du hile sont plus nettement carcinomateuses et grosses comme une figue. Le mésentère, le grand épiploon, sont couverts de nodosités et infiltrées. Paroi antérieure du vagin descendue, utérus petit, adhérant à la vessie.

Partout, dans le petit bassin, sont des masses gélatineuses carcinomateuses. Les ovaires sont plus gros qu'une noix et couverts de parties colloïdes. Sur une coupe, l'ovaire est rouge-brun, transparent comme du cristal, totalement dégénéré. Les deux tumeurs de l'ovaire sont reliées à la surface postérieure du ligament large par un pédicule court, large de 3 centimètres. Partout, sur le péritoine du bassin gauche, se dessinent des nodosités tantôt transparentes comme du verre et d'un rouge brun, tantôt d'une consistance plus dure et de couleur blanche. Dans l'espace de Douglas, des nodosités blanches, placées côte à côte, ont les dimensions d'un écu.

Avec ces tumeurs solides se rangent encore des kystes végé-tants et dermoïdes. Wacquez donne des premiers une étude fort complète qui nous dispense d'insister ; aussi nous conten-terons-nous de citer l'observation suivante :

OBSERVATION XIX

Kyste végétant de l'ovaire. (Gundelach, th. Paris, p. 66).

Étude microscopique du kyste : « La masse principale de la tumeur est solide. A sa surface, se trouve un grand nombre de petits kystes ; les plus volumineux ont le volume d'une mandarine, les autres d'une cerise ; à la surface du kyste quelques végétations sessiles. L'examen histologique montre l'existence dans la paroi fibreuse du kyste et dans son stroma de productions épithéliomateuses....... En un point, la partie fibreuse amincie et perforée permet l'issue d'un bourgeon émané de la couche épithéliomateuse. En un autre point de la face externe, végétation offrant les mêmes caractères histolo-giques.

Quant aux kystes dermoïdes, leur histoire reste surtout liée à celle des kystes proprement dits ou tumeurs liquides.

Nous avons été frappé dans cette étude anatomo-pathologique du grand nombre de tumeurs complexes. On peut presque dire que toute tumeur est composée de plusieurs tissus, dont la proportion et la qualité varient. Pour étiqueter ces néoplasmes, doit-on se baser sur la quantité, sur la qualité des éléments qui les constituent ?

De cette troupe, de ce véritable orchestre où se rencontrent le myome, le fibrome, l'épithéliome, le sarcome, lequel sera le chef et donnera la note ?

L'évolution, plus ou moins rapide, l'examen microscopique des métastases indiqueront quelquefois d'une manière assez précise l'élément qui, dans ces tumeurs complexes, a eu la plus grande somme d'activité.

# CHAPITRE IV

## OBSERVATIONS

### I

#### FIBROME

OBSERVATION XX

Fibrome et tubercules (communiquée par M. le professeur Tédenat). Inédite.

Le 20 décembre 1890 est entrée la nommée X ..., domiciliée au Vigan (Hérault).

C'est une jeune femme, mariée, âgée de vingt-huit ans, constitution générale faible, pas d'antécédents pathologiques personnels très nets, mais les parents sont rhumatisants, et notre malade présente des signes d'endocardite légère. Cette femme s'est accouchée une première fois il y sept ans ; deux ans après, elle fit une fausse couche ; néanmoins rien de particulier n'est signalé par elle du côté des organes génitaux. Les règles revinrent régulières et normales. Pour la première fois, en juin 1890, elle éprouve de légères douleurs abdominales. Au mois de septembre 1890, les règles se supprimèrent et les médecins qui la soignaient crurent à un commencement de grossesse (erreur qui a persisté jusqu'au moment où cette femme vint consulter à Montpellier le professeur Tédenat). En octobre, les règles reparaissaient, mais sous forme de ménorrhagie très abondante avec caillots ; elles durèrent dix jours.

Comme en septembre, douleurs abdominales avec légères poussées de péritonite. En novembre, la menstruation est moins abondante, mais elle est suivie de leucorrhée. Tous les mouvements imprimés au col étant transmis à la tumeur, celle-ci fut prise pour le col utérin et un diverticule, mobile et flottant senti dans le cul-de-sac gauche, fit penser à un fibromyome utérin sous-péritonéal.

26 décembre. — *Opération*. — Lavage antiseptique de l'abdomen et toilette de la région pendant qu'on procède à l'anesthésie choroformique facilement obtenue. Incision de $0^m,08$ sur la ligne médiane, dissection des tissus couche par couche; le péritoine incisé, il jaillit une quantité assez considérable de liquide ascitique jaune citron et on arrive sur une tumeur située à la face antérieure du corps de l'utérus avec lequel elle était solidarisée; elle est facilement enlevée; pas d'adhérences; elle est facilement pédiculisée avec une pince courbe; ligature au-dessous de la pince, section au-dessus et hémostase avec le thermocautère au rouge sombre de la surface sectionnée.

Toilette du péritoine rapide et facile avec de petits tampons recouverts de gaze. Suture au catgut des lèvres de la plaie péritonéale, puis lavages avec de l'eau salée bouillie et suture entrecoupée de la paroi abdominale.

On ne fait pas de drainage. Bon pansement antiseptique avec d'épaisses couches d'ouate.

Potion gommeuse avec :

Teinture de belladone. . . . . . . . VIII gouttes
Teinture d'opium. . . . . . . . . X —

27. — Deux ou trois vomissements depuis hier matin ; on a donné et on continuera : champagne, glace, eau de Seltz, lait froid. S'ils persistaient, donner un demi-verre de bordeaux, chaque deux heures. Eau de Pulna. T. : 37°2 ; P. : 88.

28. — Vomissements ont persisté, verdâtres, continuer trait. Cependant, pas de T. ; le pouls est calme, régulier ; Selles abondantes, la quantité d'urine retirée par le cathétérisme est abondante T. : 36°8 ; le matin, 37°5 ; le soir, P. : 88.

29. — Depuis hier onze heures les vomissements ont cessé, pas de douleurs abdominales, bon état général, nuit calme ; donner trois cachets contenant chacun : br. de quinine 0,10, naphtol 0,50, sous-nitrate de bismuth, 0,20. Bouillon froid, Champagne. T. : 37°3, le matin, 37°5.

31. — Bon état général, pas de fièvre, pouls à 80° avec quelques intermittences (lésion mitrale).

3 janvier. — La malade se trouve très bien, demande avec insistance à manger (viande saignante).

6. — Bon état général, légères douleurs rhumatoïdes de l'épaule gauche. Pansement ; pas de pus ; réunion parfaite par première intention ; ligne de suture fine, sèche. Pansement léger.

14. — La malade sort de l'hôpital, elle use d'une ceinture hypogastrique.

*Examen macroscopique.* — La tumeur est mamelonnée, composée de deux lobes distincts ; elle est dure, recouverte dans toute son étendue par une capsule fibreuse de coloration blanche et nacrée ; le sommet de tous les mamelons est jaunâtre ; entre les deux lobes de la tumeur est la trompe avec son pavillon et ses franges à la partie supérieure ; un tractus plus long s'en détache et se trouve accolé à la tumeur. Par transparence on voit quelques vaisseaux rampant sur la surface de la tumeur ; à la partie postérieure sont deux petits kystes du volume d'une noisette.

*Examen microscopique.* — M. le professeur Kiener, à l'examen, trouva un fibrome pur et des tubercules à la surface de la tumeur.

OBSERVATION XXI

Fibrome de l'ovaire droit, par P. Puech, interne des hôpitaux (thèse de Castelnau)

Joséphine M., entrée le 6 mai 1890 dans le service de M. le professeur Tédenat, dix-sept ans, sans profession. Antécédents bons. Réglée à treize ans. Menstruation régulière pendant un an. Depuis trois ans, aménorrhée absolue. Pas de douleurs. Tumeur abdominale à évolution lente pendant deux ans, augmentant ensuite rapidement pour acquérir le volume actuel. En décembre 1889, M. Tédenat diagnostique une tumeur solide de l'ovaire et conseille une intervention radicale qui fut refusée par la famille. La malade essaie sans succès l'électricité.

*État actuel.* — Fille plutôt grasse, vierge ; état physique et moral excellent ; appétit bon, n'accuse aucun phénomène subjectif important. Partie inférieure de l'abdomen, surtout la droite, soulevée par la tumeur. Indépendance de la paroi abdominale et de la tumeur. Cette dernière, dont le volume paraît égaler celui des deux poings réunis, est dure, consistante, très mobile, se laissant facilement déplacer (véritable ballotement), et occupe toute la région de l'hypogastre et de la fosse iliaque droite ; en haut, elle remonte à un travers de doigt au-dessus de l'ombilic. Liquide ascitique assez abondant. Par le toucher vaginal, on sent à travers le cul-de-sac droit que la tumeur est séparée de l'utérus par une encoche qui admet bien le doigt. L'utérus est mobile et les mouvements qui lui sont communiqués avec le doigt sont vaguement transmis à la tumeur, lorsqu'ils atteignent un certain degré.

*Ovariotomie par M. le professeur Tédenat.* — Le 9 mai. — Extirpation de la tumeur après ligature du pédicule avec un fil de soie n° 4, suites excellentes. Guérison et exéat le 6 juin.

*Examen de la pièce.* — La tumeur a le volume d'une tête d'enfant de 2 mois. Elle est sensiblement sphérique et mesure dans sa plus grande circonférence 43 centimètres, 38 centimètres dans sa plus petite. Son poids est de 1,040 grammes. En certains points, elle présente des bosselures dans l'intervalle desquelles sont restées des portions plus ou moins considérables de la coque formée par le ligament large. La tumeur est constituée par un tissu dur, résistant à la coupe ; les surfaces de section blanc grisâtre sont très nettes. On n'y voit pas de cavités kystiques. Macroscopiquement, elle a tous les caractères des tumeurs fibreuses.

*Examen microscopique fait par M. le professeur Kiener.* — L'examen histologique montre une structure purement fibreuse et plexiforme. Des cordons fibreux de structure serrée, entre-croisés dans tous les sens, sont unis entre eux par un tissu fibreux plus lâche. Chaque cordon montre lui-même à la coupe un enchevêtrement de cordons plus petits, que nous appellerons primitifs, que la coupe a divisés parallèlement, obliquement ou perpendiculairement à leur direction. Dans les îlots de forme circulaire qui sont coupés perpendiculairement à la direction de leurs faisceaux, les cellules ont une apparence stellaire, tandis qu'elles sont fusiformes dans les cordons coupés parallèlement à leur axe. En général, les cellules sont grêles et peu nombreuses. Çà et là, cependant, on rencontre des îlots dans lesquels les cellules apparaissent plus rapprochées et plus volumineuses ; ces cordons se rapprochent alors de la structure des tumeurs fibro-plastiques.

Le tissu est assez riche en vaisseaux, dont le plus grand nombre siège dans le tissu conjonctif lâche qui unit entre eux les cordons primitifs et secondaires. Dans ce siège, les vaisseaux ont, outre leur paroi propre, une tunique adventice nettement caractérisée. On rencontre, en outre, dans l'intérieur même des cordons primitifs, des vaisseaux capillaires sous forme de lacunes sans paroi propre et revêtues seulement d'un endothélium. Les cellules migratrices isolées sont très rares, et en aucun point on n'en rencontre d'amas.

OBSERVATION XXII

Fibro-sarcome kystique de l'ovaire gauche, inclus dans le ligament large<br>(*in* thèse Lassalle. — Résumée).

T... F..., trente-huit ans, entra à l'hôpital (service de M. le professeur Tédenat), le 28 janvier 1890. Réglée à dix-sept ans, régulièrement. A eu un enfant il y a quatorze ans.

Début, il y a huit ans, par tumeur abdominale. Il y a cinq ans, des douleurs dans le ventre, de la gêne dans la défécation, des mictions plus fréquentes firent leur apparition. Les règles restèrent régulières, quoique moins abondantes ; pertes blanches. A son entrée, état général bon, amaigrissement notable, essoufflement, léger souffle mitral.

*État local.*— Tumeur abdominale, matité absolue au centre, sonorité intestinale sur les côtés. La tumeur, qui atteint l'ombilic, offre une consistance dure, excepté au-dessus du nombril et un peu à droite, où on peut percevoir la fluctuation, du reste peu étendue

26 janvier. — *Opération.* — Tumeur rosée avec adhérences à la paroï abdominale antérieure. Elle est attirée lentement au dehors, après ponction de quatre kystes, pendant que le doigt la décolle péniblement de la capsule que lui forme le ligament large. Cinq ligatures de paquets vasculaires. Adhérences au plancher pelvien, à l'utérus (trois ligatures). Adhérences à la vessie, contre laquelle on abandonne un morceau de paroi kystique ayant la dimension d'une pièce de cinq francs ; cette plaque est cautérisée au fer rouge ; formation en pédicule des débris du ligament large; Lavage abondant avec eau boriquée chaude nécessité par le suintement sanguin. Suture de la paroi abdominale, drain de gaze iodoformée à la partie inférieure. Pansement ordinaire. L'opération a duré quarante-cinq minutes depuis le commencement de l'incision, jusqu'à la fin du pansement.

La tumeur se compose d'une grande poche à laquelle sont annexés plusieurs sacs indépendants à parois épaisses. A la face interne de la grande poche font saillie des masses fibreuses, quelques-unes d'une dureté ligneuse.

L'examen microscopique est fait dans le laboratoire de M. le professeur Kiener : fibrome de l'ovaire avec quelques points sarcomateux.

Suites bonnes. Guérison.

## OBSERVATION XXIII

Fibrome ovarique. — Opération césarienne (D<sup>r</sup> Kleinwächter. *Archiv. f. gynæk.*, 1872).

Le 31 janvier 1868, est entrée à la clinique une primipare de trente et un ans, en travail depuis le 25; mais, surtout depuis le 27, les eaux se sont écoulées. La grossesse a été normale et la santé bonne. Présentation du sommet; mais on trouve par le toucher, à 3 ou 4 centimètres de la vulve, une tumeur dure, comme osseuse, immobile. Le fœtus est bien portant.

*Diagnostic.* — Exostose. — Indication : opération césarienne.

*Autopsie.* — On constate dans le ligament large droit un ovaire gros comme une tête d'enfant, de consistance osseuse ou cartilagineuse. La transformation du tissu est presque totale et au microscope se trouve seulement du tissu fibreux à la partie inférieure. La tumeur, large de 0ᵐ,10 et haute de 0ᵐ,8, était descendue dans le petit bassin et barrait le passage au fœtus. Sur le cadavre on a pu la réduire dans le grand bassin. Pendant la vie, après la délivrance, on avait déjà pu la réduire, mais le travail était beaucoup trop avancé, à l'arrivée de la malade, pour que cela fût possible avant la gastrotomie.

## OBSERVATION XXIV

Tumeur fibro-cystique de l'ovaire droit. — Ovariotomie. — Guérison par le D<sup>r</sup> Périer (*in* thèse Ziembicki).

Desguillaume, soixante-sept ans, célibataire, a été réglée de douze à dix-sept ans. Pas de grossesse. Est entrée en novembre à la Salpêtrière pour tumeur abdominale douloureuse, occasionnant des troubles digestifs. Tumeur du sein opérée il y a trente ans.

Début il y a dix ans par tumeur grosse comme un œuf de poule dans la fosse iliaque droite. En 1873, elle grossit rapidement, déterminant les accidents de compression signalés.

A son entrée, état général bon. La tumeur remonte au-dessus de l'ombilic. Elle présente deux bosselures inégales, dures, mais un peu fluctuantes. Les douleurs diminuent dans le décubitus dorsal. La tumeur, tantôt mobile, tantôt enclavée dans le bassin, est toujours indépendante de l'utérus. Le 22 mars 1875, opération. Ascite légère. Constatation de deux kystes accolés, surajoutés à la tumeur. Une seule adhérence peu importante avec l'épiploon. Guérison.

### OBSERVATION XXV

Recueillie par C. Baron, chef de clinique à la Charité (*Arch. gén. de méd.*).

22 novembre 1841.— Une femme de soixante-dix ans rentra à la Charité (service de M. le professeur Fouquier).

Il y a dix ans, chute. A partir de cette époque, le ventre grossit. Douleurs abdominales, vomissements glaireux, dyspnée et diarrhée.

État actuel : Ventre énorme, 1<sup>m</sup>,45 de circonférence. Paroi tendue. Fluctuation superficielle. Énorme tumeur dure bosselée, remplissant toute la cavité ; peu douloureuse à la pression. État général très mauvais. Mort le lendemain.

*Autopsie.* — Tumeur lisse blanchâtre développée sur l'ovaire droit. Poids, 15 kilogr. A la coupe, tumeur formée par un tissu fibreux très dense avec fibres très serrées ; quelques veines parcourent la tumeur. Près de la surface, quelques petites loges remplies d'un liquide limpide.

4

## OBSERVATION XXVI

Sur une tumeur volumineuse de l'ovaire, par L. Caillol de Mulhausen.
(*Arch. gén. de méd.*)

Catherine Schaub. (Bas-Rhin). Bonne santé jusqu'à vingt-cinq ans. A cet âge, coup sur l'abdomen, qui augmenta ensuite de volume. Douleurs sourdes et faiblesses dans les jambes. Règles irrégulières. Cette tumeur était si volumineuse qu'elle courbait le tronc en avant et exerçait des tiraillements si douloureux que la malade fut obligée de porter une table échancrée sur laquelle reposait son ventre.

En mai 1823, l'état général devint mauvais ; puis nausées, vomissements, cachexie et mort le 21 août 1823, à l'âge de quarante-deux ans. Durée : dix-sept ans.

*Autopsie.* — Tumeur énorme sur l'ovaire droit. Poids, 56 livres. Consistance presque cartilagineuse. Substance homogène formée de fibres très denses. Au centre, quelques points mous remplis de matière pulpeuse ressemblant à de la matière cérébrale. Pas de vaisseaux à l'intérieur.

## ORSERVATION XXVII

Nicaise : tumeur fibreuse de l'ovaire droit avec petits kystes ; ascite ; anasarque ; érysipèle phlegmoneux. — Mort. (*Mém. Soc. de chir.*)

En juillet 1854, à la Charité, on reçoit une jeune femme de vingt-deux ans, atteinte d'ascite avec tumeur abdominale mobile et ballottante. Réglée à seize ans, règles irrégulières. Pas de métrorrhagies. Souffre depuis deux ans ; augmentation du volume du ventre ; œdème des membres inférieurs.

Le 24 avril, ponction pour l'ascite. Quelque temps après, urines deviennent rares. Ascite se reproduit. Il se développe un érysipèle gangréneux dans les membres inférieurs et la malade mourut.

*Autopsie.* — Tumeur dure de l'ovaire droit, volume d'une tête d'enfant ; solide, apparence fibreuse avec six ou sept petits kystes à sa surface interne. Tumeur fut reconnue comme étant un fibrome avec tendance à dégénérer en fibro-sarcome.

### OBSERVATION XXVIII

Cysto-fibrome (sarcome?) de l'ovaire et de la trompe gauche. — Opération. — Guérison (*Grube. Monat. f. Geburts.*, 1865).

X..., trente-sept ans, ovarite à vingt-six ans, péritonite à trente-quatre ans. Une tumeur constatée dans le bas-ventre avait causé probablement cette péritonite. Ascite.

Trois ans plus tard, un nouvel examen permet de reconnaître une tumeur qui parut solide et développée aux dépens de l'ovaire gauche. Adhérences. État général très mauvais.

Opération : 25 livres d'ascite ; 2 onces de liquide visqueux sortant après ponction de la tumeur. Guérison. Six mois après, la santé était parfaite.

### OBSERVATION XXIX

Tumeur fibro-cystique de l'ovaire gauche. — Ovariotomie. — Guérison. — (*Tyler Smith, trans. of. the obstet. Soc. of London*, 1862).

X..., vingt-six ans. Tumeur depuis douze mois au côté gauche de l'abdomen. Ponction qui permet de sentir tumeur solide volumineuse. Opération. Ascite. Beaucoup d'adhérences. Guérison.

## OBSERVATION XXX

Fibrome douloureux de l'ovaire; ovariotomie. — Guérison, par le docteur
J. Rendu (*Lyon médical*, 1886).

M<sup>me</sup> S. C., trente-deux ans, religieuse, entre à l'infirmerie
Saint-Léon, le 14 octobre 1885.

Bien réglée jusqu'à trente-deux ans. A ce moment elle per.
dit tous les quinze jours abondamment. Depuis mars 1884, la
la menstruation fut plus irrégulière, mais dans l'intervalle il
survint une leucorrhée persistante. Début des douleurs en
mars ; il y a sept mois. La douleur, très limitée, siège au-dessus et à gauche de la symphyse pubienne. Elle est seulement
calmée par la position à plat ventre dans le lit; marche très
pénible. Constipation. Miction et selles douloureuses.

État général bon ; ni albumine, ni sucre dans les urines.

Examen local: hymen intact ; col vaginal incliné à droite
par une tumeur dure que l'on voit dans le cul-de-sac postérieur
latéral gauche. Utérus pas adhérent à la tumeur; tumeur dure,
lisse, glissante et déplaçable ; très douloureuse à la pression,
à peu près du volume d'un gros œuf de poule.

Opération le 24 octobre. On trouve une tumeur dure arrondie, sans adhérence. Pédicule formé par l'aileron postérieur
du ligament large. Volume et forme d'une poire; blanche,
ferme, résistante, ne renfermant aucune loge ou cavité et
ayant tout à fait l'aspect d'une tumeur fibreuse. Guérison.

## OBSERVATION XXXI

Nicaise; tumeur fibreuse de l'ovaire gauche avec quelques petits kystes, 1881.
(*Mém. Soc. de chir.*).

Femme de cinquante-quatre ans, réglée à quatorze ; règles
régulières, mais abondantes et parfois douloureuses. Trois

enfants ; le dernier il y a vingt-cinq ans. Ménopause à quarante-six ans.

En 1868, elle constata par hasard qu'elle avait dans le ventre
une tumeur mobile, du volume d'une pomme, qui resta indolente jusqu'en 1879. Cette femme travailla jusqu'en 1881,
malgré quelques coliques et une augmentation du volume de
sa tumeur. Ensuite douleurs et amaigrissement ; volume augmenta ; marche devint impossible.

La malade entre à l'hôpital Laënnec.

20 mars. — Ponction qui amène quinze litres de liquide.
On constate une tumeur très dure, mobile, ballottante dans le
sens vertical et transversal. Elle paraît indépendante de l'u-
térus qui est petit, mobile.

8 juillet. — Opération. La tumeur fut facilement enucléée.
C'était une tumeur de l'ovaire gauche pesant 1 kil. 200, avec
quelques petits kystes près du pédicule. Mais la plus grande
partie de la masse était constituée par une tumeur fibreuse,
homogène, dure, présentant partout en quelques points un
commencement de dégénérescence muqueuse. On avait affaire
à un fibrome avec tendance à la dégénérescence en fibro-
sarcome. — Guérison.


### OBSERVATION XXXII

Spencer Wells, *Diseases of the ovaries*, Londres, 1872. — Tumeur fibreuse;
grossesse ; ovariotomie. — Guérison.


X...., mariée, vingt-neuf ans, a un enfant, bien portante,
bien réglée. Depuis trois mois, les règles ont cessé. Depuis
un an, le volume du ventre a augmenté, de la douleur est ressentie du côté droit. Abdomen très tendu. Fluctuation nette;
son clair en haut, son mat à la région lombaire, quand la malade est sur le dos. Utérus normal, col mobile et mou. Urine

claire, acide, non albumineuse. État général bon. Il y a un an, la malade crut à une grossesse, mais ses règles revinrent et au huitième mois la tumeur n'était pas plus grosse qu'au troisième.

Le mois dernier, augmentation rapide du volume du ventre, diagnostic de grossesse au quatrième mois et, malgré ce, ponction qui donna plusieurs litres de liquide. Après la ponction, on sentit dans la région iliaque droite une tumeur dure, mobile.

10 mars.—Ovariotomie. Ascite. Tumeur dure séparée de la trompe par le ligament large. Utérus volumineux.

27 mai. — La malade accouche d'un enfant volumineux après un travail rapide. Guérison complète.

Tumeur constituée par une masse presque solide de tissu fibreux blanc, infiltré par places d'un liquide épais transparent. Vers la partie supérieure, cavité irrégulière cloisonnée, presque remplie par un caillot en partie organisé. Pédicule long d'un pouce et demi. La tumeur mesurait six pouces et demi dans un sens, et trois pouces et demi dans l'autre.

## OBSERVATION XXXIII

D<sup>r</sup> Martin, *in Hospital Melbourne. — Obstetrical transactions*, vol. XII.

X...., jeune fille, vingt-trois ans. Depuis quelque temps volume du ventre a augmenté, cessation de règles. Pas de grossesse. On diagnostique une tumeur solide dans l'abdomen, mais on écarte opération à cause de son peu de mobilité. Cependant, la tumeur augmente rapidement ; il se produit de l'ascite ; l'état général devient mauvais, et l'opération est jugée nécessaire, et exécutée le 16 novembue 1869.

*Ovariotomie.*—Liquide ascitique en quantité. Peu d'adhérences. Grosse tumeur ovarienne, ayant l'aspect d'une tumeur fibreuse. Pédicule épais, étroit, long de deux pouces. Poids de huit livres. La guérison se fait progressivement. Depuis, la menstruation a reparu et la santé est parfaite.

OBSERVATION XXXIV

Recueillie par Fiouppe, interne du service de M. Péan. Tumeur solide de l'ovaire ; phthisie ; mort.

Wilnet (Julia) vingt et un ans, domestique, entra le 15 mars 1872 à l'hôpital Saint-Louis, service de M. Péan.

Réglée à seize ans, menstruation régulière, pas de grossesse. Pas d'antécédents tuberculeux.

Vers le mois de mars 1872, une grosseur se montra sur le côte gauche de l'abdomen, les règles se supprimèrent; la malade commença à tousser. Dix mois plus tard, la tumeur prit un accroissement rapide et détermina une péritonite suraiguë qui céda au traitement.

*État actuel.* — Œdème léger des membres inférieurs. Ventre volumineux. A la palpation, tumeur d'un volume considérable, mobile, non fluctuante, dure, sans bosselures, ovoïde, à grosse extrémité supérieure, se perdant dans la direction du bassin. La tumeur flotte dans un lique ascitique abondant. Par le toucher vaginal, on sent la tumeur dans les culs-de-sac postérieur et antérieur. M. Péan se proposait d'opérer, malgré tuberculose des poumons, lorsqu'une nouvelle poussée tuberculeuse se fait; l'œdème des membres inférieurs augmente, l'ascite prend de fortes proportions. On fait une ponction, mais la malade meurt le 14 mai.

*Autopsie.* — Tumeur volumineuse, à surface lisse, de coloration rosée. Elle est parcourue de sillons peu profonds et à la partie postérieure quelques lobes offrent plus de relief. Des adhérences fibro-vasculaires la rattachent avec le colon trans-

verse, l'intestin grêle, le mésentère, le petit bassin, la paroi
antérieure de l'abdomen et l'épiploon. Pas d'adhérences avec
l'utérus, avec la trompe ou l'ovaire du côté droit, qui sont
cependant comprimés. A la coupe, on voit les parties fran-
chement fibreuses et d'autres où le tissu fibreux très vasculaire est mélangé de sang infiltré. Fibres minces. Poumons et
plèvres tuberculeux.

### OBSERVATION XXXV

Spiegelberg, *Monatschrift f. Geburtsk*, 1866, t. XXVIII.
Fibrome de l'ovaire gauche.

M^me S..., trente-sept ans, deux couches. Après la seconde,
développement rapide du ventre; menstruation cesse. Marche
pénible. Dyspnée. Troubles digestifs. Perte des forces.

En 1866, cinq ans après le début des accidents, le ventre a
1 m. 52 centimètres de circonférence à l'ombilic. On diagnostique une tumeur solide ; mais l'état général s'aggrave : douleurs. Anorexie. Insommie. Amaigrissement. Dyspnée. Toux.
Ascite considérable. On fait deux ponctions qui amènent de
la sérosité et du sang. Morte d'épuisement quelques jours
après.

*Autopsie.* — Tumeur pesant 60 livres, un peu adhérente
dans le petit bassin, très vasculaire comprimant les organes
voisins, refoulant les intestins. Le microscope montre que la
tumeur est un fibrome aréolaire pur, sans fibres musculaires
lisses.

### OBSERVATION XXXVI

Tumeur solide de l'ovaire droit et ascite chez une femme de soixante-dix-sept
ans ; Ovariotomie double ; Fibromes ovariens. — Guérison (Extraite du
*Progrès médical*, 1888).

M^me L....., âgée de soixante-dix-sept ans, entrée le 26 janvier 1888, service de M. le docteur Terrier.

*Antécédents.* — Pas de renseignements sur ses parents. Réglée à dix-huit ans, les règles ont toujours été régulières, de durée moyenne ; a eu un enfant à vingt-quatre ans. Ménopause à quarante-huit ans ; pas de maladies graves.— Au mois de juillet 1887, elle s'aperçut que son ventre grossissait et qu'il y avait quelque chose de dur. Quelques mois après, œdème aux malléoles de la jambe droite. Le ventre continue à grossir. La malade entre à l'hôpital.

*État actuel.* — Malade amaigrie ; marche pénible et respiration difficile ; mictions fréquentes non douloureuses. Ventre volumineux élargi dans les flancs, plus saillant du côté droit. Paroi pas très tendue et dépressible. Cicatrice ombilicale, peu déformée . . . A la palpation, la tumeur occupe la partie droite du ventre et flotte dans une couche liquide. — Ascite. — Œdème mou dans le membre inférieur droit, remontant jusqu'à la cuisse. La main avec l'avant-bras droit, la partie droite du thorax sont œdematiées. Au toucher vaginal, utérus petit et atrophié, assez mobile. Col petit ; rien dans les culs-de-sac.

14 février 1888. — Ovariotomie par M. Terrier aidé de MM. Quénu et Perrier. Suites opératoires très bonnes. — Guérison.

*Examen de la pièce.* — La tumeur droite est constituée par une énorme masse du volume d'une tête d'adulte pesant 3 kil. 850 grammes, de forme régulière, à surface lisse, ayant contracté des adhérences en haut avec l'épiploon, en bas et en arrière avec l'intestin. Tumeur gauche a le volume d'une mandarine.

L'examen microscopique montre que la transformation fibreuse des ovaires est complète.

### OBSERVATION XXXVII

Fibro-myome de l'ovaire droit par le docteur Carter (*Société obst. de Londres*, 1882).

Femme de vingt-neuf ans. Tumeur de l'ovaire droit pesant 3 livres et formée de tissus fibreux homogènes avec une quantité variable de fibres lisses. Compression. Ascite. Œdème des jambes. Drainage. Guérison. (*Annales de gynécol.*, juillet 1882).

### OBSERVATION XXXVIII

M. John Willams présente un fibrome de l'ovaire à la Socété obstétricale de Londres (1883). La tumeur pyriforme, de 75 millimètres de diamètre, était constituée par un tissu blanchâtre avec alvéoles, qui étaient le siège de dégénérescence et dont le centre avait subi une transformation calcaire étendue. (*Annales de gynécol.*, mai 1883).

### OBSERVATION XXXIX

H.-M. Sims. — Ovaire calcaire avec fibrome utérin.

Femme de trente-huit ans, célibataire, qui depuis quelques mois avait des métrorrhagies presque ininterrompues. A l'examen, gros fibrome utérin avec cavité utérine de 12 centimètres environ. L'auteur voulut enlever les ovaires et les trompes pour enrayer la marche de la tumeur, et le fit facilement à gauche ; mais à droite il trouva difficilement l'ovaire, et dès qu'il l'eut atteint entre la tumeur et la paroi pelvienne il lui resta dans la main sans hémorrhagie. Cet ovaire était entièrement calcifié et durci, et c'est le seul ovaire de cette nature qu'il ait rencontré. Guérison rapide (*Répertoire universel d'obst., et gyn.*, 1890).

## OBSERVATION XL

Fibro-myome de l'ovaire par M. Dagros, interne des hôpitaux
(*Bulletin de la Société anatomique*)

C. R... vingt-quatre ans. Bien réglée ; multipare.

Dès 1879, le ventre commence de grossir. Des douleurs se produisent les années suivantes, la malade maigrit et en 1887 lorsqu'elle entre à l'hôpital Saint-Louis, elle a l'aspect d'une cancéreuse à la dernière période. A la palpation, on constate une grande quantité de liquide et de chaque côté une masse dure mobile. Utérus mobile. Pas d'œdème des jambes.

Le lendemain de son entrée, ponction, qui amène 7 litres de liquide et permet de diagnostiquer une tumeur volumineuse, dure. L'état général se relève. Opération le 19 décembre.

La tumeur, assez régulière de consistance, squirrheuse, pesait 10 kil. 500 et occupait la place de l'ovaire qui ne fut pas retrouvé. L'examen microscopique démontra qu'on avait affaire à un fibro-myome. Malgré l'ascite qui est presque toujours symptomatique des fibromes ovariens et les autres phénomènes observés, Lucas-Championnière n'ose se prononcer sur la provenance de la tumeur.

## OBSERVATION XLI

Fibro-myome de l'ovaire asciteo-variotomie. Guérison par M. Hartmann, interne des hôpitaux. ( Extrait du *Bullelin de la Société anatomique*, 1884).

P... quarante-trois ans, caissière, entre, le 13 novembre 1883, à l'hôpital Bichat (dans le service de M. le Dr Terrier), pour une tumeur du ventre.

Antécédents personnels : Réglée à onze ans ; règles régulières, mais peu abondantes. Mariée à quinze ans, a eu trois fausses couches à deux mois et demi. En 1875, elle commença par ressentir de la gêne et de la pesanteur dans le bas ventre et des douleurs sourdes dans la région lombaire. En même temps elle s'aperçut qu'elle avait une tumeur du volume d'un œuf de pigeon dans le côté gauche du ventre. Depuis cette époque jusqu'en juin 1883, la malade subit 6 ponctions. Les trois dernières donnèrent toujours 10 litres de liquide. Entrée à l'hôpital.

*État actuel.* — Ventre très développé, un peu aplati ; évasé latéralement, un peu saillant cependant dans la région sous-ombilicale. Œdème des parois abdominales. Réseau veineux assez développé. Ombilic déplissé. Matité presque partout. On ne trouve de sonorité qu'en haut, au niveau de la région épigastrique et de la région interne des hypocondres ; sensation de flot partout. Au toucher vaginal : le col a sa situation normale : peu mobile ; utérus mobile. Œdème des membres inférieurs. Dyspnée lorsque la malade est couchée; râles sous-crépitants aux bases. Rien au cœur. État général mauvais ; quelquefois accès de fièvre véritable le soir.

Ovariotomie par le D$^r$ Terrier le 11 décembre. Quinze litres de liquide ascitique évacués par l'incision. Tumeur de l'ovaire gauche du volume d'un gros rein, adhérente à l'épiploon. Pédicule du côté du ligament large. Tumeur adhère un peu à la vessie. Pansement de Lister. Guérison.

*Examen de la pièce.* — La tumeur pèse 275 grammes. L'examen histologique fait par M. Malassez montra qu'il s'agissait d'un fibro-myome.

### OBSERVATION XLII

Fibro-myome de l'ovaire gauche, par Castelnau (thèse de Montpellier, 1890).

Julie N..., trente-huit ans, pas d'antécédents héréditaires. Réglée à douze ans, menstruation régulière, a eu six enfants qu'elle a nourris. Trois vivent encore. Forte hémorrhagie à ses dernières couches. Début il y a cinq ans par augmentation du volume du ventre. Règles ont persisté avec quelques irrégularités. Pendant dix mois, augmentation lente du volume du ventre, puis augmentation rapide avec œdèmes, marche pénible, gêne respiratoire. Pour parer à ces accidents, on fait deux ponctions qui soulagent beaucoup la malade et amènent l'une, 14 litres, l'autre, 18 litres de liquide.

*État actuel.* — Octobre 1889. État général mauvais. Grande matité qui part du pubis et remonte sur la ligne médiane jusqu'à trois travers de doigt au-dessus de l'ombilic. Le palper indique un corps dur nageant dans beaucoup de liquide. Utérus en antéflexion et prolapsus.

10 mars 1890. — Laparatomie. Extirpation de la tumeur après double ligature du pédicule. Suites médiocres. Guérison.

*Examen de la pièce par M. le professeur Kiener.* — Tumeur mobile dans 14 litres de liquide ascitique; poids, 3,580 On remarque sur un point de sa surface la trompe dont le pavillon est libre ; aucun vestige de l'ovaire. Tumeur complètement solide, bosselée, dureté fibreuse. On peut détacher une membrane d'épaisseur inégale, probablement la paroi du ligament large. A la section, grande résistance due aux fibromyomes. Elle est constituée par un très grand nombre de nodosités du volume d'un pois à une petite pomme, quelques-unes facilement énucléables, les autres réunies par du tissu fibreux dense. Ces nodosités sont constituées par l'enchevêtrement de faisceaux blanchâtres ou légèrement rosés. Sur quelques points, le tissu de ces nodosités est ramolli, graisseux, parfois crayeux ou infiltré de sels calcaires. D'autres nodosités sont creusées de cavités irrégulières, remplies de liquide séreux. Ces kystes résultent du ramollissement graisseux, car on les voit au milieu de tissus manifestement dégénérés. Deux ou trois nodosités sont infiltrées de sang extravasé.

*Examen microscopique.* — Les coupes obtenues sur des fragments durcis par l'acide chromique, colorés par le carmen aluné, sont uniformément constituées par de larges faisceaux fibro-musculaires entre-croisés dans tous les sens. Les noyaux musculaires apparaissent tantôt sous la forme de batonnets longs et grêles, mousses à leurs extrémités, longs de 30 à 40 $\mu$, tantôt sous la forme de section circulaire de 5 à 6 $\mu$ de diamètre, ou de petits tronçons cylindriques suivant que les faisceaux auxquels appartiennent les fibres musculaires, sont coupés parallèlement, perpendiculairement ou obliquement à leur axe. Tous ces faisceaux ont une structure serrée et dense, et les fibres musculaires y sont enserrées dans une trame conjonctive fibreuse pauvre en cellules. Dans l'intérieur des faisceaux et ordinairement dans leur axe, on ne rencontre que les vaisseaux capillaires sans parois propres et revêtus seulement d'une couche endothéliale ; les masses nodulaires, composées par l'agglomération d'un grand nombre de faisceaux, sont réunies les unes aux autres par un tissu conjonctif de structure plus lâche, au sein duquel on trouve des sections de vaisseaux plus volumineux et pourvus de trois tuniques. Sur quelques points correspondants aux flots crayeux, on reconnaît encore la structure fasciculée, mais les noyaux ne sont plus colorés. Dans aucun point des coupes, on ne rencontre des amas de cellules migratrices. La préparation ayant été faite quarante-huit heures après l'opération, il n'a pas été possible de retrouver des figures en kariokynèse. Les caractères généraux de la structure sont d'ailleurs en rapport avec un développement lent de la tumeur. C'est un fibro-myome de l'ovaire gauche.

## II

**SARCOME**

### OBSERVATION XLIII

(Personnelle)

Sarcome fuso-cellulaire de l'ovaire pesant 100 grammes, ovaire gauche poly-kystique pesant 150 grammes. — Ablation des deux ovaires. — Guérison. (Inédite).

Pauline S..., âgée de trente-huit ans, brune, de constitution délicate, sans maladie antérieure notable, célibataire, consulta M. Tédenat le 3 novembre 1890 pour une tumeur abdominale dont le début apparent remontait au mois de juillet 1890.

Réglée régulièrement de quatorze à trente-trois ans, pendant quatre ou cinq jours, à partir de trente-trois ans, les règles devinrent moins régulières ; quelquefois elles faisaient défaut, d'autres fois elles duraient huit ou dix jours, plus abondantes et suivies de flueurs blanches abondantes. De temps en temps pesanteur dans les lombes et le bas-ventre. Jamais de grossesse, bien que la malade s'y fût assez exposée, sans autres précautions qu'une injection froide après le coït.

Les règles de juillet 1889 durèrent douze jours et s'accompagnaient de coliques très pénibles. Le docteur Vaissette constate une tuméfaction assez marquée de l'abdomen et croit trouver une tumeur sur le côté droit de l'utérus. Il conseilla le repos et des cataplasmes laudanisés. Les règles continuèrent peu régulières et parfois douloureuses ; le ventre grossissait peu à peu. Au mois d'octobre 1890, à l'époque des règles le ventre devint douloureux et grossit beaucoup ; après quinze jours de repos la malade vint à Montpellier. Quand M. Tédenat la vit (30 novembre 1890), la malade était amaigrie, mangeait peu, souffrait modérément. Le ventre avait le développement d'une grossesse au sixième mois. Fluctuation ascitique nette, tumeur arrondie, presque médiane, remontant jusqu'au voisinage de l'ombilic. Utérus gros, moins mobile qu'un utérus normal, un peu refoulé à gauche, ne participant pas aux mouvements légers imprimés à la tumeur, qui n'était que difficilement perceptible par le toucher vaginal.

M. Tédenat diagnostiqua un kyste de l'ovaire droit et proposa une opération radicale.

8 novembre. — Malade purgée hier, lavement laxatif le matin. Toilette antiseptique. Injection sous-cutanée d'un centigramme de morphine et d'un demi-milligramme de sulfate d'atropine. Incision de dix centimètres sur la ligne médiane. Hémostase soignée avant l'ouverture du péritoine qui est faite à la partie supérieure de l'incision ; la tumeur ayant des adhérences épaisses en bas avec la paroi abdominale ; décollement de ces adhérences, facile et presque sans rosée hémorrhagique. Il s'écoule environ deux litres de liquide ascitique jaune, mais contenant quelques flocons de fibrine. La tumeur apparaît grisâtre, et est facilement attirée au dehors ; son pédicule étant assez long et peu épais est lié en masse et sectionné au Paquelin. Pas de saillie de l'intestin.

M. Tédenat va à la recherche de l'ovaire gauche qui est gros, bosselé et adhérent. Il est assez péniblement énucléé de ses adhérences et enlevé après ligature du pédicule et section au thermocautère. Issue d'une anse de l'intestin pendant des efforts de vomissements. Lavage du péritoine avec de l'eau salée bouillie. Dix points de suture à la soie bouillie. Pansement iodoformé.

Dans la journée, vomissements fréquents, douleurs abdomi-

nales modérées. Le soir, la malade est abattue. P. à 110. T. :
37°1. Glace. Champagne frappé.

9 novembre. — Les vomissements ont cessé à dix heures
du soir. Nuit assez bonne. Langue blanche. P. à 90. T. : 3 74.
Journée bonne. P. : 100. T. : 39°9. On retire en deux fois 600
grammes d'urine foncée.

10 novembre. — La température s'est élevée hier au soir
à 399 ; en même temps la malade éprouvait de la pesanteur
aux lombes. Le matin, hémorrhagie utérine peu abondante.
T. : matin, 37°9 ; soir, 38°2. Douleurs calmées.

20 novembre. — L'hémorrhagie a duré jusqu'à hier soir,
mais la température n'a pas atteint depuis le 16 novembre 38o.

La malade est bien. Cette hémorrhagie utérine s'est faite
à peu près à l'époque menstruelle.

23 novembre : La malade est bien, prend du lait. Pansement changé. Réunion immédiate parfaite.

8 décembre : Guérison complète.

*Examen des parties enlevées.* — La tumeur de l'ovaire
droit pèse 1500 grammes. Elle est arrondie, lisse, de coloration grise dorée, de consistance ferme. La trompe lui
adhère et paraît saine. Plusieurs coupes sont faites. Aucune
ne présente des kystes. Aspect uniformément gris rosé de la
coupe. A l'examen microscopique, on trouve la structure du
sarcome fuso-cellullaire. Çà et là quelques minces travées
de tissu fibreux.

L'ovaire gauche présente sept bosselures bien saillantes,
dont le volume varie de celui d'un pois à celui d'une grosse
noix de couleur blanche luisante. Chaque bosselure est constituée par une poche kystique à parois minces sans végétations à sa face interne. Dans ces kystes, le liquide est
jaune et visqueux, sauf dans l'un d'eux, du volume d'une
noix, où il est hématique. Entre ces kystes l'ovaire est sclé-
rosé et très dur.

5

OBSERVATION XLIV

Tumeur solide de l'ovaire (communiquée par M. le professeur Grynfeltt)
Inédite.

X..., quinze ans, enfant grande, svelte, admirablement
développée, est conduite par sa mère chez M. le professeur
Grynfeltt, au mois de septembre 1890. Régl'e dès l'âge de
onze ans, cette jeune fille est maintenant très irrégulièrement menstruée. Deux à trois mois se passent sans hémorrhagie utérine, puis il survient une période de métrorrhagies abondantes, d'une durée moyenne de quinze jours à
trois semaines. A un premier examen pratiqué dans le cabi-
net, on constate un ventre volumineux, rappelant celui du
sixième mois de la grossesse et enfin une tumeur solide
encastrée dans l'excavation, mais dépassant le pubis de
quatre à cinq travers de doigt.

M. Grynfeltt pense tout d'abord à une hématocèle, mais
propose un second examen qu'il pratique le lendemain dans
la chambre de la malade, celle-ci étant couchée et dans le
décubitus dorsal.

Ce second examen, fait dans des conditions meilleures,
permet de toucher une tumeur inégale, bosselée, difficilement mobile, occupant tout l'hypogastre avec prédominance
dans la région de la fosse iliaque gauche d'un lobule gros
comme le poing, qui se confond avec un corps de tumeur
plus volumineux situé sur la ligne médiane. La région de
la fosse iliaque droite est libre et le siège de la tumeur
est surtout sur la ligne médiane. Pas de douleur ni spontanée, ni à la pression. Le toucher vaginal, pratiqué avec
l'assentiment de la mère, est quelque peu difficile pour des
raisons fort simples. Le col est trouvé acuminé, souple,
occupant sa position normale ; l'utérus mobilisable et in-

dépendant, les culs-de-sac parfaitement libres, ce qui permettait d'éliminer aussitôt l'hématocèle. Le diagnostic porté est celui de tumeur solide de l'ovaire gauche. La gravité du pronostic est communiquée à la famille et, avant de proposer une intervention plus active qui s'impose, on institue un traitement anodin par les bains, les topiques dits résolutifs, etc.

Cette tumeur marcha, on peut le dire, à pas de géant. Bientôt se manifestèrent des douleurs spontanées. La tumeur plus volumineuse devint lobulée, même à droite.

M. Grynfeltt, avant de prendre une décision catégorique, désira s'adjoindre M. Dubrueil. A l'examen que fit ce professeur en novembre, on trouvait une tumeur dépassant l'ombilic et présentant deux lobes, le plus gros à gauche, s'étendant jusqu'à la région lombaire, le plus petit à droite avec une zone de sonorité. La tumeur était solide dans toutes ses parties. Nulle cavité kystique ne fut perçue par le palper en aucun endroit. Au toucher vaginal, pratiqué il est vrai avec ménagements, les culs-de-sac étaient ou paraissaient libres.

En raison de l'évolution rapide et par voie d'exclusion, M. le professeur Dubrueil confirma le premier diagnostic et pensa qu'il s'agissait d'une tumeur solide probablement sarcomateuse, ayant pour point de départ l'ovaire gauche. Malgré les difficultés créées par les adhérences, M. Dubrueil croit l'intervention possible nécessaire et la propose. Elle fut refusée énergiquement par la famille et un traitement par les toniques, résolutifs, bains, ceintures, fut seulement institué.

Au mois de décembre, un peu de liquide ascitique paraît exister au niveau des deux fosses iliaques; de l'œdème s'est formé au niveau des malléoles et le volume de la tumeur s'est considérablement accru.

A partir de ce moment, l'optimisme de la famille fait place au découragement le plus complet, et tous les guérisseurs, toutes les somnambules du pays sont tour à tour consultés avec le résultat final que l'on sait. M. Grynfeltt se retire en présence de ces consultations bizarres.

Il y a un mois à peine, sur les instances de la famille, il est allé revoir la jeune malade qui est profondément amaigrie sans teint cachectique toutefois, mais cruellement éprouvée par des douleurs du sciatique droit qui est comprimé par la tumeur. Le ventre n'avait pas gagné en hauteur, mais la partie sous-ombilicale était plus proéminente.

Cette jeune fille est morte le 24 juin dernier.

OBSERVATION XLV

Sarcome de l'ovaire gauche pesant 1,400 grammes. — Ascite légère.— Ovariotomie. — Guérison se maintenant depuis cinq ans. (Communiquée par M. le professeur Tédenat. Inédite).

Lucie M..., âgée de vingt-six ans, de petite taille, de constitution moyenne. Bonne santé habituelle. Réglée à treize ans régulièrement. Accouchement normal à vingt-trois ans.

Depuis deux ans, le ventre grossit sans douleurs; depuis cinq ou six mois, vagues douleurs, tuméfaction plus rapide de l'abdomen.

M. Tédenat voit la malade le 15 avril 1887. Elle a notablement maigri; tumeur occupant la région gauche du bas-ventre débordant à droite la ligne médiane. Ascite légère; tumeur arrondie, mobile et indépendante de l'utérus qui est refoulé à droite et en arrière.

18 avril. — Laparotomie après toilette antiseptique et anesthésie par le chloroforme. Incision de 10 centimètres après l'ouverture du péritoine, il s'écoule environ 2 litres de iquide ascitique rosé. La tumeur n'est pas adhérente. Pédi-

cule long de 5 centimètres du volume de deux doigts accolés. Il est lié en deux moitiés et coupé au thermocautère.
Pas de protusion de l'intestin. Lavage abdominal avec de
l'eau salée bouillie. Dix points de suture. Pansement iodoformé. Vomissements dans la soirée.

Temp: 37°8 ; Pouls : 110.

19. — Nuit bonne. Peu de douleurs ; pas de vomissements.
Temp., matin : 37°4. Pouls : 90. Temp., soir : 37°4. Pouls :
100.

29. — La malade n'a eu aucune complication depuis l'opération ; la température n'a pas dépassé 38°1. Pansement
changé. Réunion immédiate et parfaite.

18 mai. — La malade quitte Montpellier en bonne santé.

Elle a été revue à plusieurs reprises en excellente santé par
le Dr Durand (de Marseillan).

M. Tédenat l'a examinée le 12 juin 1891. Cicatrice solide,
utérus mobile. Menstruation régulière. État général bon.

*Examen de la tumeur.* — Tumeur arrondie, de consistance
moyenne, de surface lisse, gris rosée, pesant 1,400 grammes.
Trompe accolée à la tumeur, mais sans lésion appréciable.
A la coupe, la tumeur est solide, de couleur pâle uniforme.
M. Tédenat croyait à un myxome, l'examen microscopique,
fait au laboratoire d'anatomie pathologique de la Faculté, a
révélé la structure d'un sarcome globo-cellulaire type.

### OBSERVATION XLVI

(Communiquée par le professeur M. Tédenat). Inédite

Sarcome de l'ovaire droit pesant 3 kilogrammes. Ascite; ovariotomie; guérison.

Mme C .., âgée de cinquante et un ans, fut adressée le
5 juin 1886 à M. le professeur Tédenat, par le docteur Allary
(de Leucate).

De tempérament lymphatico-sanguin, fortement constituée. M^me C... a toujours joui d'une excellente santé. Réglée à quatorze ans, elle a cessé de l'être à quarante-huit ans. Deux accouchements naturels à vingt-cinq ans et vingt-neuf ans. Pas d'antécédents pathologiques dignes d'être notés dans sa famille.

Vers le mois de mai 1885, la malade a constaté dans son ventre la présence d'une tumeur qui avait alors la dimension des deux poings et qui ne déterminait ni gêne, ni douleur. En octobre 1886, l'abdomen augmente rapidement de volume à la suite d'une poussée péritonique caractérisée par des élancements douloureux et quelques vomissements. Cet état dura une dizaine de jours. A partir de ce moment, l'augmentation du volume de l'abdomen se fit rapidement, la malade maigrit, perdit ses forces et éprouva une douleur sourde permanente dans le membre inférieur droit.

Le 5 juin 1886, la malade est très amaigrie, a peu d'appétit, digère mal, éprouve de fréquents besoins d'uriner, est constipée. Le ventre est distendu par un épanchement ascitique très net qui permet néanmoins de percevoir l'existence d'une tumeur arrondie, mobile, occupant le côté droit de la cavité abdominale. Par l'examen combiné, on constate que l'utérus a son volume normal, est rejeté un peu à gauche et est indépendant de la tumeur qui paraît être une tumeur solide.

M. Tédenat se décide à proposer l'ovariotomie que la malade accepte sans hésitation à cause des accidents pénibles dont elle souffre depuis près d'une année.

7 juin. — Purgatif salin.

8 juin. — Lavement le matin de bonne heure. A dix heures, toilette antiseptique minutieuse de la paroi abdominale, anesthésie chloroformique faite par M. Chaveriat, après une injection sous-cutanée de morphine-atropine.

Incision de 10 centimètres sur la ligne médiane. Ouver-

ture du péritoine. Écoulement de quatre ou cinq litres de liquide ascitique clair. Adhérences légères de la tumeur à la
paroi abdominale antérieure. Elles sont aisément rompues ;
la tumeur attirée au dehors est trop grosse pour passer à
travers l'incision qui est prolongée de 2 centimètres vers le
haut. Pédicule long de 7 à 8 centimètres, cylindroïde, épais
de quatre centimètres, nœud de Lawson Tait. Section au
thermocautère. Ovaire gauche sain. Pas de lavage du péritoine. Pas de protusion de l'intestin. Dix points de suture à
la soie phéniquée. Pansement antiseptique usuel. Soir : T.,
37°9 ; P., 100.

9 juin. — La malade n'a pas souffert, n'a eu ni nausées, ni
vomissements. Elle a rendu par la sonde 1,000 grammes
d'urine. T. : matin, 37°8 ; P. : 90 ; T. : soir, 38°1 ; P. : 100.

10. — État général excellent. T. : matin, 37°4. P. : 86. T. :
soir, 37°9 ; P. : 100 ; Urine 908 grammes. Lait glacé.

11. — État de la malade très bon. Urine seule. Quelques
coliques avec gargouillement. T. : 37°6. P. : 86.

12. — La malade est bien. Lait glacé, à la dose [de plus de
un demi-litre par jour. Lavement pour combattre les coliques
dues à la constipation et à la rétention de gaz. T. : soir, 37°8 ;
P. : 90.

20. — La malade a continué à ne pas souffrir, à se nourrir.
Son état général est bon. Pansement changé. Ablation des
sutures. Réunion parfaite.

3 juillet. — La malade quitte Montpellier en parfaite santé.
Au mois de juin 1890, elle est venue consulter M. Tédenat
pour un eczéma des jambes datant de quatre ou cinq mois. Elle
avait un excellent appétit et avait beaucoup engraissé. Cicatrice opératoire ferme et linéaire.

Aucun symptôme annonçant la récidive.

*Examen de la tumeur.* — Tumeur arrondie ayant à sa

partie postérieure la trompe adhérente dont le pavillon est oblitéré. Deux franges épiploïques sectionnées entre deux ligatures au cours de l'opération adhèrent à la partie supérieure de la tumeur qui est d'un gris blanc avec quelques plaques jaunes de dégénérescence. Surface lisse, avec des bosselures superficielles et vaguement limitées.

A la coupe, on trouve çà et là quelques points hémorrhagiques et des plaques jaunes qui tranchent sur l'uniforme couleur gris rosé. Par la pression et par le râclage, il s'écoule une faible quantité de liquide clair. L'examen microscopique permet de reconnaître un sarcome fuso-cellulaire type sans trace de fibres musculaires. Nombreux vaisseaux à paroi embryonnaire. Pas de kystes.

Au mois de mai 1891, le docteur Pellissier a donné des nouvelles de M\ˢᵉ C... à M. Tédenat; elle était en bonne santé.

### OBSERVATION XLVII

Sarcome encéphaloïde par Ladouce (thèse de Paris, juillet 1890)

Duprat, Catherine, quarante-deux ans, ménagère, entrée le 19 septembre 1889 (service de M. le docteur Baudrimont). Père mort à cinquante ans d'épithélioma du pied. Réglée à quatorze ans régulièrement; trois enfants; pasde fausses couches.

Il y a deux mois, la malade constata une tumeur du volume d'un œuf dans l'hypocondre droit. Ascite. Deux ponctions, la dernière amenant 14 litres de liquide. Ni troubles menstruels, ni pertes blanches. Constipation.

*État actuel.* — 24 novembre 1890. — Malade amaigrie. Ventre volumineux à paroi dépressible permettant la constatation d'une tumeur du volume des deux poings. Pas d'œdème malléolaire. Utérus paraît indépendant. Ballottement du néoplasme par le toucher vaginal et rectal. Ascite se reproduisant après chaque ponction ; on en fit six. Épanchement pleurétique à droite, évalué à 12 ou 1,500 grammes. Amaigrissement très marqué.

19 décembre. — Opération. On extirpe, à droite, une tumeur du volume d'un œuf d'autruche, mamelonnée, de consistance molle, développée aux dépens de l'ovaire. Quelques tractus relient la tumeur à l'intestin. Pas d'autre adhérence. A gauche l'ovaire est volumineux, induré et la trompe kystique. On les enlève.

Sutures : 1° du péritoine au catgut ; 2° profonde de la paroi au fil d'argent ; 3° superficielle au crin et pansement iodoformé. Suites bonnes. Exéat en février 1890.

Au mois d'avril, récidive constatée. A la palpation de l'abdomen, gâteau induré indépendant de la paroi et situé au-devant de l'intestin. La malade refuse une seconde opération.

*Examen macroscopique de la tumeur.* — Masse globuleuse pesant 3,450 grammes mamelonnée, à la superficie, sillonnée de nombreux vaisseaux, très friable. Deux kystes centraux.

L'examen microscopique montra que l'on avait eu affaire à un sarcome encéphaloïde.

### OBSERVATION XLVIII

Sarcome encéphaloïde de l'ovaire gauche inclus dans le ligament large. — Laparatomie exploratrice. Mort par embolie. — J. Braquehaye, interne des hôpitaux. (*Journ. méd.*, Bordeaux, 1890).

Célestine C..., trente-cinq ans, cuisinière, entre pour tumeur de l'abdomen (service de M. le professeur Demons). Chorée à quinze ans ; mariée à dix-huit ; fausse couche à dix-neuf.

Début il y a deux ans. En mars dernier, ponction qui amena 14 litres de liquide. Ascite se reproduit. Le 16 juillet, nouvelle ponction (12 litres) qui permet de sentir une tumeur dure, bosselée, située dans la région ovarienne gauche. Utérus immobile. La tumeur emplit à gauche le cul-de-sac postérieur et fait saillie dans le vagin. État général médiocre.

10 août : Laparatomie. On trouve l'ovaire gauche sarcomateux, adhérant aux organes voisins, plongeant dans le cul-de-sac postérieur et inclus entre les deux feuillets du ligament large. Péritoine envahi et parsemé de végétations de nature sarcomateuse. La malade est jugée inopérable ; on suture de nouveau la paroi. Mort le 25, presque subitement.

*Autopsie.* — Trompe et ovaire gauche, péritoine couverts de végétations. Quelques noyaux dans le rein et l'ovaire droit. Caillot volumineux dans l'artère pulmonaire.

## OBSERVATION XLIX

Sarcome des deux ovaires. — Ovariotomie. — Guérison, par Lamarque
(thèse de Bordeaux, 1889, p. 163).

Madeleine L...., quarante-six ans, entre le 16 mai 1888 (service de M. le professeur Demons). Mariée à dix-huit ans ; un enfant ; pas de fausse couche. Menstruation régulière.

Début en août 1887 par petite tumeur du volume d'une noix au-dessus de l'arcade crurale ; ascite ; suppression des règles ; mictions fréquentes et douloureuses. On fait neuf ponctions successives. Après la ponction on sent, surtout à droite, une masse dure, irrégulière, légèrement douloureuse à la pression.

Ovariotomie le 8 mai 1889. On trouva du liquide ascitique et une masse charnue irrégulière remplaçant l'ovaire droit. Pas d'adhérences. Suites bonnes. Guérison.

## OBSERVATION L

Sarcome kystique multiloculaire de l'ovaire droit. — Ovariotomie. — Mort.
par Lamarque (thèse de Bordeaux, 1889, p. 163).

AnnaT..., quarante-huit ans, cuisinière, entre le 8 juillet (service de M. le professeur Demons). Chlorotique ; réglée à dix-huit ans et irrégulièrement depuis lors; n'a pas été mariée.

Début il y a six ans par vomissements et apparition d'une tumeur dans la fosse iliaque droite. Ensuite douleurs considérables ; règles se suppriment.

État actuel : Ventre tendu, acuminé, avec circulation complémentaire. La tumeur s'élève au-dessus de l'ombilic. Amaigrissement. Douleurs dans la fesse et cuisse droites depuis un an. Rien à la plèvre. Pas d'œdème. Ventre douloureux à la pression.

12 juillet.— Opération ; on trouve une tumeur dure, bosselée, adhérente, occupant l'ovaire droit. Plusieurs kystes.

Le 17, mort.

## OBSERVATION LI

Sarcome kystique de l'ovaire gauche. — Autopsie.— Péan, *Clin. chir.*,
1883 et 1884.

Vermeille (Louise), trente-quatre ans, brodeuse, entre le 20 juin 1883 avec une dyspnée qui l'empêche de parler. Respiration saccadée. Ventre très distendu ; sur le flanc droit, trace de ponction. Par le toucher vaginal, on sent une tumeur du volume d'un œuf de poule dans le cul-de-sac postérieur. Pas d'œdème. Miction et défécation normales. Amaigrissement. Mort trois heures après son entrée.

*Autopsie.* — Tumeur de $0^m75$ de circonférence, arrondie, molle, fluctuante, à parois épaisses et vasculaires. Adhérences au péritoine, avec l'utérus. Ovaire droit kystique. La tumeur a son pédicule au niveau de l'ovaire gauche, elle est constituée par un grand nombre de petits kystes, et la partie solide présente, à l'examen microscopique, les caractères du sarcome. Broncho-pneumonie double. Néphrite interstitielle.

### OBSERVATION LII

(Tronchet, Société d'anatomie de Bordeaux, 1884)

Sarcome de l'ovaire droit. — Ascite.

Femme, vingt-quatre ans, tumeur solide de l'ovaire droit. Œdème de la jambe droite et ascite. Vomissements, dyspnée et mort. L'autopsie montra en outre un épanchement pleurétique double et vint confirmer le diagnostic de sarcome.

### OBSERVATION LIII

Sarcome des ovaires. — Petit, Société d'anatomie de Bordeaux, 1885

Jeune fille, vingt-six ans, tumeur probablement sarcomateuse des deux ovaires. Marche rapide et mort par obstruction intestinale et asphyxie.

### OBSERVATION LIX

Société obstétricale de Philadelphie (17 nov. 1886).

Baër présente un fibro-sarcome de l'ovaire qu'il a enlevé après une incision longue de 15 centim. Adhérences. Guérison.

### OBSERVATION LV

Double sarcome ovarique ; à droite, la tumeur est développée dans la cavité péritonéale, et présente le ligament large comme pédicule ; à gauche, la tumeur est développée entre les lames du ligament large (A. Monprofit, Société anatomique de Paris, 1887).

Femme, cinquante ans, très épuisée, succombe au bout de quelques heures. Autopsie. Au niveau de la face iliaque droite,

tumeur dure, bosselée, qui a le ligament large pour pédicule. Cette tumeur est l'ovaire dégénéré et augmenté de volume. Du côté gauche , la tumeur du volume du poing est
incluse dans l'épaisseur du ligament large, est assez facilement
énucléable. Elle s'est développée aux dépens de l'ovaire dont
on ne retrouve aucune trace. L'examen histologique montra
que ces tumeurs étaient des sarcomes fuso-cellulaires fascicu-
lés, vasculaires.

### OBSERVATION LVI

Myxo-sarcome de l'ovaire droit (Montprofit. Société anatomique de Paris, 1887)

Amélie G..., cinquante-quatre ans, entre le 16 octobre
1887, dans le service de Tillaux. Bonne menstruation jusqu'à
cinquante-deux ans. Depuis deux ans, suppression des règles.
État général mauvais. Ascite, tumeur dure, accolée à la face
postérieure de l'utérus, et faisant saillie dans le cul-de-sac
postérieur. Cachexie. Mort.

*Autopsie.* — Ascite. En arrière de l'utérus, tumeur grosse
comme une tête de fœtus à terme, occupant toute l'excavation,
ne présentant pas d'adhérences. Rectum comprimé. A gauche,
ovaire induré et blanchâtre. La tumeur était due à l'ovaire
droit C'était un myxo-sarcome fuso-cellulaire fasciculé avec
quelques petits kystes. L'ovaire gauche offrait vers sa partie
moyenne la transformation sarcomateuse ; il aurait dégénéré
comme le premier.

### OBSERVATION LVII

Sarcome primitif des trompes, par E. Senger (*Cent. f. Gyn.*, 1886)

Femme, cinquante-cinq ans, morte de diabète. Autopsie
faite par Senger lui fait découvrir le premier sarcome primitif des trompes qui soit relaté. Utérus et ovaires sains.

### OBSERVATION LVIII

Sarcome ovarique. — Torsion du pédicule (Daniel T. Nelson,
*Soc. Gyn. Chicago*, 1887).

Femme, trente-neuf ans, neuf enfants ; après la naissance
de son dernier, il y a sept ans, elle resta quatre ans sans
voir ses règles ; mais les trois dernières années, elle eut des
hémorrhagies. Il y a un an, écoulement de sang par le rectum. Depuis trois mois, son ventre grossit. A son entrée, le
7 juin 1886, état général mauvais; mort quelques jours
après.

*Autopsie.* — Tumeur peu adhérente à la paroi abdominale
qui présente à ce niveau de la congestion veineuse; le pédicule n'était pas assez tordu pour qu'elle soit nécrosée. Utérus
un peu congestionné.

### OBSERVATION LIX

Kyste sarcomateux de l'ovaire. — Douzième ponction. — Mort
(Péan, *Leçons de clin. chir.*, 1887).

Plantagenet (Virginie), quarante-huit ans, cuisinière, entre
le 27 août. Salle Marthe. Début il y a huit mois. Le 30 mars,
douzième ponction qui amène un liquide gluant muqueux
sortant difficilement. On sent très bien des gâteaux sarcomateux. Mort le 7 avril.

*Autopsie.* — Péritonite. Tumeur double, formée aux
dépens des deux ovaires. Les parois présentent par places
d'épais gâteaux sarcomateux. Adhérences solides avec le petit
bassin et l'utérus. A la partie postérieure de cet organe et
sur la portion pylorique de l'estomac se trouve une plaque de
dégénérescence sarcomateuse.

### OBSERVATION LX

Société obstétricale de Cincinnati (12 avril et 21 juin 1888)

M. H. Venning présente un sarcome énorme occupant les deux ovaires et une trompe chez une jeune fille âgée de dix-sept ans. Ascite. Tumeur friable. Mort trois jours après opération.

### OBSERVATION LXI

Sarcome de l'ovaire ; ovariotomie ; hémorrhagie en nappe par le pédicule. — Guérison. — Présentation à la Société, par Polaillon (*Archiv. tocologie*, mars 1885).

Marie Dangy, quarante-huit ans, entrée le 12 novembre 1884, réglée à douze ans, nullipare. Début il y a trois ans par augmentation du volume du ventre dans la fosse iliaque gauche et métrorrhagie qui dure six semaines. Depuis, menstruation régulière. Ponction en 1883, n'amène pas de liquide.

*État actuel.* — Nouvelle ponction sans résultat. Ventre volumineux. Aucun signe d'ascite. Au palper, tumeur arrondie lisse, un peu fluctuante. Utérus normal.

Le 25 novembre, ovariotomie. Le soir même et le lendemain, hémorrhagie en nappe par le pédicule.

Le 29 janvier, exéat.

La pièce a été présentée à la Société d'anatomie en décembre 1884. L'examen fait par M. Barbier démontra que cette tumeur était un véritable sarcome.

### OBSERVATION LXII

Cysto-sarcome de l'ovaire droit et ascite considérable (*Harsha Amer*, J. of obstetrics, août 1885. — Traduction *in* thèse Ladouce).

W..., cinquante ans. Développement considérable de l'abdomen depuis dix mois. Respiration laborieuse, insomnie, douleurs assez vives.

L'examen de l'abdomen permet de constater de l'ascite, la distension des parois et une tumeur ovarienne.

Opération le 2 avril.—Incision exploratrice; ascite énorme avec péritonite chronique (péritoine est injecté); cysto-sarcome de l'ovaire droit, du volume d'une tête de fœtus. Guérison rapide.

### OBSERVATION LXIII

Par Léopold (*Soc. obstétricale et gyn. de Dresde*, 2 novembre 1886)

Il présente une femme opérée le 4 novembre pour sarcome de l'ovaire. A cause des adhérences nombreuses et vasculaires, du peu de longueur du pédicule, il lui fut impossible d'amener la tumeur au dehors. Il traita comme un myome à large base, transperça le pédicule et lia au-dessous.

Exéat le 4 décembre.

### OBSERVATION LXIV

Sarcome kystique. — Guérison (Péan, *Clin. chir.* 1879-80)

Femme réglée à dix-huit ans; mariée à vingt-et-un ans; 2 enfants. Amaigrissement cachectique, kyste reconnu il y a cinq mois. Depuis, 11 ponctions, dont la dernière il y a cinq jours; chacune a donné 1 à 5 litres de pus sanguinolent.

Œdème des membres inférieurs. Ventre énorme. Fièvre. Opération. Adhérences généralisées à la paroi et à l'intestin. Guérison.

### OBSERVATION LXV

Sarcome kystique des deux ovaires, des deux ligaments larges et du petit bassin. (Péan, *Clin. chir.* 1881-82).

X..., réglée à treize ans, mariée à vingt-cinq; pas d'enfants; début reconnu il y a dix-huit mois. Amaigrissement extrême.

Trois ponctions, la dernière a donné 5 litres de liquide cho-
colat. Ventre énorme. Incision longue. Adhérence générale
de la tumeur. Extraction de la portion solide par pincement et
morcellement. Guérison.

### OBSERVATION LXVI

Sarcome kystique des deux ovaires, des deux ligaments larges et de l'utérus
(Péan, *Clin. chir.*, 1881-82).

X..., réglée à quatorze ans; vierge. Très faible. Début il y
a trois ans. Accroissement rapide depuis cinq semaines. Par
incision longue, on tombe sur une masse solide, percée de
petits kystes remontant à l'épigastre. Extraction par pincement et morcellement, Le moignon utérin est fixé avec des
broches à la partie inférieure de la plaie abdominale. Les
ovaires, les ligaments larges et le fond de l'utérus sont donc
enlevés.

### OBSERVATION LXVII

Sarcome kystique, (Péan, *Leçons de clinique chirurgicale, 1*882)

10 juin 1879. — Femme, quarante-deux ans, très faible,
4 enfants; à gauche, kyste sarcomateux à contenu purulent.
Tumeur irrégulière, lobule, ascite. Début de deux à trois ans.
Incision longue. Adhérences multiples. On enlève la tumeur
par arrachement. En décembre, douleurs dans la fosse iliaque
droite. Récidive. Mort.

### OBSERVATION LXVIII

Sarcome encéphaloïde de l'ovaire droit par M. Assaky, interne
des hôpitaux (résumée)

Thev... (Marie,) vingt-deux ans, entre le 20 septembre 1879
à la Pitié, service de M. Polaillon. Père syphilitique, grand'mère
morte d'un cancer du sein.

6

Depuis huit mois le ventre grossit.

21 septembre. — Amaigrissement. Ventre volumineux, plus saillant à droite. Au palper on sent une tumeur située à droite, très grosse, constituée par plusieurs lobes. L'utérus immobilisé à droite paraît en connexion avec la tumeur.

Absence d'ascite. Épanchement pleural, surtout à droite.

La malade meurt le 30 septembre, dans un état d'affaiblissement et de marasme des plus prononcés.

*Autopsie.* — L'ovaire droit est occupé par une tumeur volumineuse qui occupe la fosse iliaque et descend dans le petit bassin. Capsule fibreuse sur les parois de laquelle se perd la trompe. Ovaire du côté opposé normal. Épiploon farci de masses néoplasiques.

Des coupes faites à travers la tumeur ne dénotent aucun kyste; le microscope montre qu'on a affaire à un sarcome coïdeenéphal.

### ORSERVATION LXIX

*Berl. clin. Woch.*, 11 octobre 1880, p. 588)

Femme, soixante-huit ans. Ovariotomie pour tumeur de l'ovaire. Adhérences très épaisses. Ascite légère. Guérison. La tumeur, surtout solide, était un cysto-sarcome.

### OBSERVATION LXX

Sarcome kystique des deux ovaires et des deux ligaments larges
(Péan, *Clin. chir.*, 1879-1880).

X..., réglée à quinze ans; mariée à vingt et un; grande et robuste; début il y a cinq ans; développement rapide surtout depuis trois mois. Tumeur abdominale. Peu d'ascite.

Ovariotomie. Adhérences multiples, à la paroi, à l'épiploon, à la vessie, à l'intestin. La tumeur était surtout solide et constituée par des masses sarcomateuses.

### OBSERVATION LXXI

Cysto-sarcome avec partie solide. Opération et mort (*Stilling Deutsche Klinick*, 1872, 39).

R..., S..., vingt-sept ans. En juin 1870, le ventre présente 102 de circonférence au niveau de l'ombilic. Début il y a huit mois. Dans l'hypocondre droit, tumeur dure, grosse comme une tête d'enfant ; utérus en antéversion.

Opérée le 4 juin. En vidant les poches kystiques, on évacue une partie solide. Mort le cinquième jour par cause inconnue.

*Examen histologique.* — La tumeur considérée en totalité est un cysto-sarcome.

### OBSERVATION LXXII

(Olshausen, *in Billroth Haudb. der Frauen krankheiten*) Sarcome kystique de l'ovaire. — Ascite. — Drainage vaginal. — Guérison.

M^me P..., cinquante et un ans, aménorrhée depuis six ans, 7 enfants. Il y a trois mois, elle remarqua une partie dure dans son abdomen. Pas de douleurs, mais forces moindres. Au mois de mai 1870, on trouve un ventre gros comme celui d'une femme enceinte de sept mois, une tumeur indolore et mobile dans une certaine quantité de liquide. Cette tumeur présente quelques saillies à sa surface et par le toucher vaginal on constate que l'utérus se trouve derrière la tumeur. Il est un peu en rétroversion.

### OBSERVATIONS LXXIII ET LXXIV

(P. Lange, Berlin, *Kleiss Woch*, n° 69, p. 714 ; 3 décembre 1877. — Rev. de Hayem.)

Jeune fille de dix-sept ans, cysto-sarcome de l'ovaire droit. Ovariotomie. Mort dix semaines après de généralisation sarcomateuse.

Femme, quarante-huit ans, cachectisée. Sarcome de l'ovaire gauche. Ovariotomie ; adhérence très vasculaire reliant la tumeur au grand épiploon. État général se modifie du tout au tout. Guérison.


### OBSERVATION LXXV

Fibro-sarcome de l'ovaire droit (*Ziembieki, soc. an.* 1874)

X..., vingt-deux ans, nullipare, entre à la Pitié, en août 1874, pour une tumeur abdominale. Début il y a deux ans; depuis, névralgies et œdèmes.

*État actuel.* — Ventre énorme, circulation complémentaire, ascite abondante, amaigrissement. Première ponction le 24 août, amène diminution de l'œdème et permet de délimiter une tumeur dure, irrégulière, bosselée, volumineuse, occupant l'hypogastre. Utérus et tumeur semblent être en rapport intime.

Une deuxième ponction devint nécessaire et fut suivie de près par la cachexie et la mort.

*Autopsie.* — Tumeur développée aux dépens de l'ovaire droit. L'examen microscopique montra un fibro-sarcome de l'ovaire avec prédominance d'éléments fibreux. Quelques adhérences.


### OBSERVATION LXXVI

Adéno-sarcome kystique d'un ovaire par Nilh. Fischel
(*Prag. med. Wochens,* I, 30, 31, 1876)

« Dans l'abdomen, liquide sanguinolent en quantité considérable. La tumeur était bilobée, le lobe inférieur atteignant le volume d'une tête d'adulte, le supérieur celui d'une tête d'enfant. Adhérences faibles et peu nombreuses. Cette disposition de la tumeur serait due pour l'auteur à l'existence d'un ovaire double. Ascite, œdème des membres inférieurs, refoulement du diaphragme et compression des lobes pulmonaires inférieurs, épanchement pleurétique. »

(*Rev. Hayem,* t. XII.)

## OBSERVATION LXXVII

Stitling, *Deutsche Klinik*, 1868, n° 20. Fibro-sarcome de l'ovaire droit.— Ovariotomie. — Tétanos. — Mort.

M^me D..., trente-six ans, cinq enfants. Des douleurs dans l'hypogastre ont été suivies de l'apparition d'une tumeur qui, après neuf mois, gêne la respiration et la marche. Une ponction permet de constater qu'elle est dure, très mobile et du volume d'une tête d'enfant. Ascite assez considérable. Utérus normal et indépendant de la tumeur. État général atteint, mais cependant assez satisfaisant. Parent mort de cancer des lèvres.

Opération suivie d'un très bon état pendant six jours ; puis tétanos et mort le huitième jour.

*Autopsie.* — Fibro-sarcome droit. Ovaire gauche et utérus normaux.

## OBSERVATION LXXVIII

Fibro-sarcome de l'ovaire. — Opération.— Guérison (Marzolo, *Gazette medicine venete*, n° 42, 1872).

Giovanna C..., vingt-quatre ans, réglée à seize, mère à dix-sept. Peu de temps après ses couches, les règles devinrent irrégulières, des douleurs se manifestèrent dans la région inguinale droite et les lombes, et en novembre 1869, apparut une tumeur. Elle était mobile, dure, sphérique et bosselée, sensible à la pression. Utérus indépendant. État général médiocre.

9 mai 1869. — Ovariotomie, six mois après apparition du néoplasme.

Quelques adhérences légères aux parois et au péritoine. Ponction de la tumeur. Issue d'un peu de sang et de sérosité. Volume irréductible. La tumeur pesait 1,447 grammes. Le microscope démontra qu'on avait affaire à un fibro-sarcome avec prédominance de tissu fibreux. Guérison.

### OBSERVATION LXXIX

Femme, cinquante-neuf ans, entrée pour tumeur abdominale avec ascite considérable. Après laparotomie exploratrice, diagnostic de fibro-sarcome et extirpation.

(Monod, *Société de chir.*, 13 nov. 1889).

### OBSERVATION LXXX

Myo-sarcome (?) de l'ovaire, par E. Vignard (*Bulletin de la Soc. anat.*, janvier 1889)

Mariette P..., dix-sept ans, entre le 16 octobre 1888 à la Salpêtrière, service de M. Terrillon. Elle n'a jamais été réglée.

Depuis dix-huit mois, anémie profonde, épistaxis, maux de tête, toux, perte d'appétit qui font penser à la tuberculose pulmonaire. Il y a huit mois, le ventre se mit à grossir rapidement. Coliques. Difficulté de mixtion. On fait jusqu'à douze ponctions qui amènent un liquide clair, variant comme quantité depuis 6 litres jusqu'à 15.

A son entrée, cette jeune fille est cachectique, presque mourante. Abdomen, 114 centimètres. Matité partout, sauf dans l'hypocondre gauche.

Le 20, opération par M. Terrillon. Ascite considérable. On

trouve une grosse tumeur solide, pédiculée. Utérus et ovaire droit sont sains. Mort d'épuisement une heure après.

*Examen microscopique.* — « L'aspect de la tumeur était celui d'un sarcome encéphaloïde. C'était en effet une masse ovoïde, à surface lisse, d'une fois plus volumineuse environ qu'une tête d'adulte. Le pédicule, large de 5 centimètres, est aplati, comprend dans son épaisseur des vaisseaux volumineux, et la trompe, laquelle rampe ensuite à la surface de la tumeur.

» Sur une coupe, on voit que celle-ci est constituée par un tissu de consistance mollasse, mais entièrement solide, sauf à une extrémité de la tumeur, où il existe trois ou quatre petites cavités kystiques, grosses comme une noisette et à contenu séreux. La couleur de ce tissu est blanc grisâtre, semi-transparente; çà et là il offre une teinte rougeâtre et au centre des séries et des foyers hémorrhagiques. Convaincu, en présence de ces caractères, que nous avions affaire à un sarcome de l'ovaire, nous enlevâmes deux morceaux de la tumeur pour l'examen microscopique. »

Cet examen, fait par M. Malassez, donna le résultat suivant : tumeur essentiellement constituée par des fibres striées, analogues à des éléments musculaires striés arrivés à un degré avancé de développement. (Résumé).

### OBSERVATION LXXXI

Olshausen, *in Billroth Handb. der frauen Krankeinten,* p. 424. Sarcome de l'ovaire. — Ascite légère.

M^me Stoss, vingt-sept ans. Développement de tumeur abdominale qui, en moins d'un an, a atteint le volume d'un utérus grossi à sept mois, retards menstruels.

La tumeur occupe surtout la partie droite de l'abdomen, est dure, mobile. Affaiblissement. Ascite. Hernie ombilicale incomplètement réductible. Utérus indépendant.

16 mai 1876. — Laparotomie. La partie supérieure de la tumeur présente une faible adhérence à l'épiploon. L'ovaire gauche, qui présentait une dégénérescence kystique, fut enlevé aussi.

*Guérison.* — La tumeur, presque entièrement solide, présentait deux petits kystes. L'examen microscopique démontra qu'elle avait la structure d'un sarcome à cellules fusiformes, avec quelques cellules rondes.

### OBSERVATION LXXXII

Wernich, *Beiträge, z. Geb. u. Gynæk.*, 1872. Cysto-sarcome (?) de l'ovaire gauche.

Femme, vingt-trois ans, bien réglée, pas de métrorrhagie ; santé très bonne, A la fin de l'année 1870, son ventre se développe, et un mois plus tard on trouve une tumeur grosse comme une tête d'enfant, occupant la fosse iliaque gauche. Elle est consistante, élastique, mobile et plonge dans l'excavation. Utérus normal et mobile.

Une tentative d'hystérectomie est faite sans succès. Ponctions d'ascite. A la deuxième, issue d'un liquide sanglant ; marche rapide. Dyspnée, œdème ; marasme et mort trois mois après.

*Autopsie.* — Ascite énorme. Sarcome kystique avec cloisons fibreuses, à contenu gélatineux et sanguinolent ; légères adhérences aux parois et à l'intestin grêle. Tous les autres organes sont sains.

### OBSERVATION LXXXIII

Wernich, *Beitr. Z. Geb. und Gynœk.* Sarcome médullaire droit.— Grossesse, 1872.

Femme de vingt ans, mal réglée. Accouchée à la fin novembre 1869 d'un enfant débile. Une tumeur dans le ventre avait été constatée dix-huit mois auparavant.

Grossesse bonne. Quinze jours après les couches, douleurs violentes. La tumeur indolente, placée à droite, est grosse comme le poing et très mobile. Utérus normal et indépendant.

Cachexie : Mort trois semaines après l'accouchement.

*Autopsie.* — Sarcome médullaire de l'ovaire droit. Capsule d'enveloppe épaisse et vasculaire. Contenu mollasse. Il existe des adhérences légères à l'intestin grêle. Les autres organes sont sains.

### OBSERVATIONS LXXXIV ET LXXXV

Deux cas de sarcome de l'ovaire (Lang. *inaug. Dessert. München*, 1884. *Archiv. tocol.*, 1885).

Lang communique deux cas de sarcome avec issue fatale au bout de trois et quatre mois. Multipare, vingt-sept ans, avait deux tumeurs nettement circonscrites dans la fosse iliaque droite et atteignant le foie. Mort après ponction. A l'autopsie, on trouva un sarcome primaire de l'ovaire, à cellules rondes avec métastases secondaires dans le foie et les ganglions péritonéaux. A l'autopsie de l'autre multipare, cinquante-deux ans, on trouva encore un sarcome primaire de l'ovaire droit avec métastases secondaires du péritoine : hydropisie inflammatoire, ascite, ulcère rond de l'estomac et myofibromes multiples de l'utérus.

## OBSERVATION LXXXVI

Clemens, *Deutsche Klinik*, 1853. — Sarcome médullaire de l'ovaire gauche,
poids 88 livres.

M^me N..., quarante-deux ans, domestique, porte une tumeur
dans le ventre depuis dix ans. Elle se développa par saccades,
mais elle atteignit, dès la première année, un volume d'un utérus à terme.

Pendant quelque temps, elle travailla malgré des douleurs
incessantes. Règles irrégulières.

La marche devenant très rapide, on fit, en 1872, une ponction qui amena du sang et de la sérosité. Mort six semaines
plus tard.

*Autopsie*. — Sarcome médullaire de l'ovaire gauche, pesant
80 livres, dont 10 livres pour le sang et la sérosité. Adhérences
péritonéales.

## OBSERVATION LXXXVII

Lehmann, *Medereh. Tijds*, *ch. Geneeskvou*, 1869. Sarcome de l'ovaire droit
avec généralisation.

Femme de vingt-neuf ans. Depuis un accouchement qui
date de onze mois, le ventre a augmenté rapidement de volume, atteignant celui d'une grossesse de sept mois. On sent
une tumeur dure convexe, mobile, qui occupe la fosse iliaque
droite et l'hypogastre. L'utérus, mobile aussi, paraît normal ;
point de fluctuation.

L'état général est mauvais : fièvre hectique. Constipation.
Mort.

*Autopsie*. — Sarcome de l'ovaire droit : 27 centimètres de
circonférence, 17 centimètres de diamètre. Enveloppe fibreuse
résistante, tissu ferme à la périphérie ; ramolli au centre.
Généralisation au foie, au poumon, aux ganglions.

## OBSERVATION LXXXVIII

Sarcome médullaire de l'ovaire droit. — Opération. — Mort (*Danzel. Lang. Archiv.*, t. IX).

B..., cinquante et un ans. Entre à l'hôpital en août 1867 pour tumeurs de l'abdomen, survenue il y a deux ans. En février 1867, ponction avec écoulement de liquide ascitique. Tumeur abdominale mobile, dure, tendue, mais un peu fluctuante. Circonférence de l'abdomen : 50 centimètres. L'utérus paraît sain. État général mauvais. Ascite concomitante. Œdème des jambes. Amaigrissement. Œdème pulmonaire et dyspnée.

Sur la demande de la malade, opération le 27 août 1867.

La tumeur était un sarcome médullaire et pesait deux livres. Adhérences nombreuses. Pédicule court et gros. Mort par péritonite le deuxième jour.

## OBSERVATION LXXXIX

Tumeur solide, de l'ovaire droit. Ovariotomie. Mort.— Dr Lloyd Roberts, *Lancet* 1er février 1873).

Franç. S..., vingt et un ans, mariée depuis deux ans ; stérile. Il y a quinze mois, l'abdomen commença à grossir du côté droit. Cessation absolue des règles depuis sept mois.

A son entrée, le 3 janvier 1872, on trouve à droite une tumeur mobile et douloureuse. L'état général est mauvais.

23 janvier. — Opération. Tumeur à pédicule court, ayant de faibles adhérences avec la paroi abdominale. Mort par péritonite le lendemain. La tumeur solide pesait 9 livres et offrait au microscope les caractères d'une tumeur maligne.

## ORSERVATION XC

Ovariotomie tardive (*Transactions of the obst. Soc. of. London*, 1862).

X..., trente-quatre ans, non mariée. Ovariotomie par Spencer Wells qui trouve une tumeur dont la portion solide pesait
20 livres. Quelques-uns des kystes avaient contenu 25 livres
de liquide et on en avait trouvé 12 pintes dans la cavité péritonéale. Mort le quatrième jour. Seize mois auparavant, l'ovariotomie avait été conseillée.

## OBSERVATION XCI

*Cysto-sarcome presque solide de l'ovaire gauche (Spiegelberg, Archiv für Gynœk. t. 1).*

R. G..., quarante-neuf ans, 9 enfants, ménopause depuis
un an. La malade s'aperçoit de sa tumeur en août 1868, et
rentre en novembre. A ce moment le ventre a 96 centimètres
de tour. Tumeur dure, un peu mobile, placée surtout à gauche. Au toucher vaginal, cul-de-sac postérieur oblitéré du
même côté. État général mauvais.

*Opération* le 1er décembre 1868. — Ascite ; vaisseaux nombreux et volumineux à la surface de la tumeur. Adhérences.
Mort par hémorrhagie vingt-trois heures après l'opération.

## OBSERVATION XCII

*Cystoïde avec parties solides (Matthai, Deuts. Klinick, 1867).*

X..., dix-huit ans, bien réglée. Début il y a deux ans par
douleurs dans le bas-ventre, développement de l'abdomen.
A son entrée, la tumeur est dure ou fluctuante selon les points.
Bruit de souffle à l'auscultation de la tumeur. État général
bon.

*Opération*. — 1° parties kystiques (2 litres 1/2 de liquide);
2° partie solide avec 6 à 8 adhérences très vasculaires à
l'épiploon. Mort par péritonite.


### OBSERVATION XCIII

Tumeur colloïde multiloc. de l'ovaire gauche. — Opération. — Mort
Tyler Smith. *Obst. trans.* 1865).

S..., cinquante-huit ans. Début il y a un an. Deux ponctions sans résultat, œdème des membres inférieurs.

*Opération*. — Tumeur formée de grosses masses colloïdes
avec cloisons épaisses, à pédicule court. Mort le sixième jour.


### OBSERVATION XCIV

Cancer colloïde de l'ovaire gauche. — Ovariotomie. — Mort (*Lancet*, 1873)

Emma S..., cinquante ans, mariée, 12 enfants, 3 fausses
couches. Début, il y a seize mois, par tumeur du volume d'une
orange. Les règles, d'abord irrégulières, ont cessé depuis deux
mois. Douleurs. A son entrée, mars 1873, amaigrissement ;
Ascite.

29 mars. — Ovariotomie. Évacuation de 8 litres de liquide
ascitique. La tumeur pèse 11 livres. Mort le troisième jour
par péritonite.

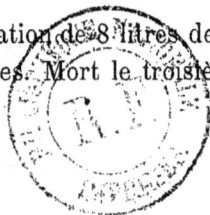

## III

**CARCINOME**

OBSERVATION XCV

Carcinome de l'ovaire droit

Communiquée par M. le professeur Tédenat

(d'après les uotes de M. Rauzier). Inédite.

M^me Amélie C... âgée de trente-sept ans, entre à l'hôpital dans le service de M. le professeur Tédenat, le 5 novembre 1888. Rien à noter dans les antécédents de sa famille. De constitution forte, M^me C... a été réglée à quatorze ans très régulièrement ; deux accouchements naturels à vingt-quatre ans et à vingt-neuf ans. Au mois de janvier 1888, le ventre a commencé à se développer, d'abord sans douleur et au milieu d'une santé généralement excellente. En juillet 1888, augmentation très rapide du volume de l'abdomen, diminution de l'appétit, amaigrissement rapide, douleurs sourdes dans le bas-ventre, gêne respiratoire. Menstruation plus abondante durant sept ou huit jours, au lieu de quatre ou cinq.

5 novembre 1888. — Malade très amaigrie, facies ovarien, ventre ayant le développement d'une grossesse à terme, ascite nette et abondante permettant, néanmoins, de percevoir l'existence d'une tumeur qui dépasse l'ombilic, difficile à bien délimiter, non fluctuante et comme lobulée. L'utérus est refoulé en arrière et est indépendant de la tumeur qu'on n'atteint pas nettement par le toucher vaginal.

8 novembre. — Laparotomie avec toutes les précautions aseptiques. Il s'écoule du péritoine 3 ou 4 litres de liquide jaune clair, contenant des concrétions fibrineuses. La tumeur

adhère par des adhérences faciles à rompre avec la paroi abdominale antérieure. Elle est grise, irrégulière; en aucun point
on ne sent, à sa surface, une franche fluctuation. Le trocart
de Spencer Wells, enfoncé en trois points, donne issue à une
faible quantité d'une bouillie de coloration gris blanche.
M. Tédenat prolonge l'incision sur la ligne blanche jusqu'à
l'ombilic, attire la masse morbide hors de la cavité abdominale,
ce qui ne se fait pas sans que la tumeur ne s'écrase en une
bouillie gris rosée. Ligature en chaîne du pédicule long de
4 centimètres, épais de 2 à 3 selon les points, large de 5 ou 6.
Section au thermocautère. Section d'un bloc d'épiploon adhérent à la tumeur.

Lavage abondant de la cavité péritonéale avec de l'eau
salée, bouillie et chaude. Pas de végétations sur le péritoine;
ovaire gauche sain.

Suture: six points profonds, dix points superficiels. Pansement iodoformé; l'opération a duré en tout quarante minutes.

21 novembre. — La malade n'a eu depuis l'opération ni
nausées ni vomissements. La température n'a pas dépassé
38°. Depuis le 9 novembre, elle prend du lait, du bouillon.
Aujourd'hui le pansement est changé. Réunion immédiate
parfaite.

Le 10 décembre, la malade quitte l'hôpital entièrement
guérie.

Au mois de juillet 1889, M. Tédenat la revoit. Elle avait
grand appétit, avait beaucoup engraissé et se livrait aux travaux des champs.

M. Rauzier avait fait à plusieurs reprises l'analyse de l'urine
avant l'opération. La quantité était de 1 litre environ avec
6 ou 7 grammes d'urée. Cette hypoazoturie avait donné des
craintes sur le résultat immédiat de l'opération.

En octobre 1889, la malade rentra dans le service de
M. Tédenat. Depuis cinq ou six semaines son ventre avait

rapidement acquis un volume énorme; en même temps, des
douleurs avait apparu dans le bas-ventre et la région lombo-
sacrée, M. Tédenat constata une ascite considérable et des
bosselures disséminées dans tout l'abdomen.

Une ponction faite le 10 novembre donne issue à 6 litres
de liquide brun foncé; après cette évacuation, on peut palper
de grosses masses arrondies développées un peu partout dans
la cavité abdominale, mais paraissant surtout occuper l'épiploon; quelques jours après, la malade quitta l'hôpital; le
liquide ascitique s'était en grande partie reproduit. Au niveau
de la ponction où sentait une masse cylindroïde se terminant
sous la peau par une saillie du volume d'une grosse noisette
et pénétrant dans la cavité abdominale. Elle était probablement due à une greffe néoplasique qui s'était faite dans le
trajet du trocart. La malade succomba cachectique en février
1890.

La tumeur pesait un peu plus de 3 kilogrammes. La trompe
adhérait à sa partie postérieure. La masse néoplasique était
fragile et se déchirait facilement. Sur les coupes, on voyait à
l'œil nu quelques menus kystes sans végétation. L'examen
microscopique démontra que la tumeur était constituée par
des travées formant des aréoles remplies de cellules épithéliales. Les travées étaient formées par du tissu fibreux
infiltré de cellules embryonnaires (carcinome).

OBSERVATION XCVI

Cancer de l'ovaire gauche (Communiquée par M. le professeur Grynfeltt).
Inédite.

M<sup>me</sup> X..., cinquante-deux ans, ayant antérieurement joui
d'une bonne santé, fait appeler M. le professeur Grynfeltt
au mois de mars 1882, pour une tumeur abdominale. La

menstruation a été toujours normale et la ménopause remonte déjà à trois ans. M. Grynfeltt constate au palper dans la fosse iliaque gauche, une tumeur dure, irrégulière du volume du poing et très douloureuse. Pas d'épanchement ascitique. Culs-de-sac libres. Pour éviter toute confusion avec un bol fécal qui eut pu donner de pareilles sensations, un purgatif à l'huile de ricin est prescrit ; mais après d'abondantes selles, la tumeur occupe toujours le même point et présente les mêmes caractères. Par le toucher bimanuel et l'hystéromètre on note l'indépendance complète de l'utérus dont le volume et les rapports sont normaux. A peine est-il besoin de signaler un petit polype folliculaire occupant la cavité du col.

Cette tumeur était le siège de douleurs vives qui privaient la malade de sommeil. En présence de ces symptômes, M. Grynfeltt porte le diagnostic de carcinome de l'ovaire et propose à la famille de faire appeler en consultation M. le professeur Dubrueil. La famille ayant demandé M. Roustan, M. Grynfeltt se retira. La malade fut traitée par des calmants, des palliatifs et mourut deux mois après sans avoir été revue.

### OBSERVATION XCVII

(Docteur Drysale et Sheffield. — *Metropolitan Hosp. Lancet*, 21 janvier 1871).
Cancer des deux ovaires.

X..., quarante ans, 9 enfants. Début il y a trois mois par des douleurs vives, tumeur grosse comme un œuf augmentant avec rapidité, suspension de menstruation.

*Percussion.* — Matité a droite et à gauche de l'ombilic.

*Palper.* — Tumeur dure, irrégulière, dans la fosse iliaque gauche.

*Toucher.* — Utérus petit, indépendant, en rétroflexion.

En présence d'une dyspnée considérable et d'un état de ca-

7

chexie prononcée on fait une ponction le 13 décembre qui amène deux litres de liquide. État général baisse graduellement. Mort le 22 décembre avec des symptômes de péritonite.

*Autopsie.* — Les deux ovaires sont le siège de tumeurs squirrheuses ; celle de gauche grosse comme la tête d'un adulte, celle de droite comme la tête d'un enfant. Suc cancéreux. Utérus sain.

## OBSERVATION XCVIII

Cancer ovarique gauche. — Grossesse (Langue, *Deustche Klinik,* 1860)

Louise K..., vingt-huit ans, toujours bien réglée, accouchée depuis quinze jours. Début par douleurs vives dans l'hypogastre. On constate dans la fosse iliaque gauche une tumeur qui s'accroit rapidement, au point d'acquérir en huit jours le volume d'un utérus gravide de six mois. Elle est dure, mobile, paraît adhérente à l'utérus dont le col est placé haut. La tumeur grandit rapidement. Deux mois après, la tumeur n'est plus mobile. Troubles digestifs ; constipation ; mort cinq mois après l'accouchement.

*Autopsie.* — Cancer de l'ovaire gauche. Adhérences intestinales. Perforation du gros intestin. Utérus normal petit.

## OBSERVATION XCIX

Tumeur solide de l'ovaire. — Ascite, mort (Budin, interne des hôpitaux, Société anatomique, 1875).

Clarisse H. . . , quatorze ans, réglée à douze ans, entre le 9 août 1875 à la Maternité. Début en janvier par augmentation du volume du ventre, irrégularités, puis suspension des règles. Le 20 août, on constata un œdème de la jambe gauche.

Le ventre était volumineux, irrégulièrement développé. Il n'existait aucun signe de grossesse, mais on sentait au palper une masse arrondie mamelonnée nageant dans beaucoup de liquide (99 cent. de circonférence à l'ombilic). État général médiocre. Le ventre continua à se développer. On fit une ponction qui amena dix litres d'un liquide rouge brunâtre, mais ne produisit qu'une amélioration passagère. Œdème énorme de la jambe gauche, et mort le 30 septembre.

*Autopsie.* — Tumeur grosse comme une tête d'adulte, constituée par l'ovaire gauche. L'utérus est normal. L'ovaire, la trompe et le ligament droit sont sains. Sur une coupe, on trouve un tissu blanchâtre, musculaire, creusé de deux ou trois poches kystiques. Tous les autres organes sont sains.

### OBSERVATION C

Tumeur solide de l'ovaire. — Ovariotomie. — Mort (D^r Lloyd Roberts. —
*Loncet*, 25 novembre 1871)

Suzanne R. . . , vingt-quatre ans, non mariée, constata il y a deux ans, que son ventre augmentait de volume. Cette augmentation plus rapide depuis un an a donné lieu à deux ponctions. A son entrée à l'hôpital de Manchester, on trouve de l'ascite et une tumeur dure, volumineuse, occupant le milieu de l'abdomen, avec l'ombilic pour centre.

*Ovariotomie.* — Tumeur très adhérente au diaphragme et à la paroi abdominale. Pédicule étroit, long de quatre pouces s'insérant sur l'ovaire gauche. Fièvre. Mort le lendemain.

*Autopsie.* — Péritoine et intestin très injectés. Poids de la tumeur, quatre livres.

## OBSERVATION CI

(Bucquoy. *Union médicale*, 1867). Cancer des ovaires et du cœur.

Mathiot, vingt-quatre ans, délicate, maigre, bien réglée, santé satisfaisante jusqu'alors. Entrée à la Charité le 21 novembre 1886 pour légère pleuro-pneumonie. Bruit de souffle rude à la pointe. Pas d'œdème.

Depuis trois mois augmentation du volume du ventre. Douleurs vives. Le palper indique une tumeur dure, irrégulière mobile, douloureuse à la pression. Elle a le volume d'une tête d'enfant, occupe toute la fosse iliaque droite et plonge dans le bassin. Au toucher l'utérus est petit, indépendant, le cul-de-sac latéral droit est oblitéré.

Vers la fin de novembre, la pleuro-pneumonie se résout, un mieux se produit pendant quelques jours.

Le 6 décembre, pouls fréquent, palpitations, dyspnée et mort.

*Autopsie.* — Pleuro-pneunomie droite. Épanchement dans le péricarde. Cancer du cœur ayant presque détruit les parois du ventricule gauche. Utérus sain. Les deux ovaires sont envahis chacun par une masse ellipsoïde dure, irrégulière de 15 centimètres de diamètre à droite, de 10 à gauche. Examen microscopique par M. Cornil : Cancer alvéolaire.

## OBSERVATION CII

Cancer des ovaires. — Propagation à l'intestin et aux ganglions.
Étranglement (Tillaux. *Mouvement médical*).

X..., quarante-trois ans. Tumeur grosse comme un œuf, reconnue dans l'hypogastre en 1867 ; mobile et indépendante de l'utérus.

En février 1869, aggravation rapide et progressive de l'état général. Constipation. Vomissements. Phénomènes d'occlusion intestinale. Le toucher indique une tumeur dure, grosse comme une orange, immobile. L'utérus est enclavé aussi. Mort au commencement d'avril.

*Autopsie.* — Cancer de l'ovaire étendu à l'os iliaque et à l'intestin. Ganglions mésentériques dégénérés.

M. Tillaud avait établi le diagnostic de cancer ovarique d'après l'indépendance primitive de l'utérus, la marche rapide et la cachexie profonde occasionnée par la tumeur.


### OBSERVATION CIII

Tumeur colloïde de l'ovaire. Opération. Guérison (Veit. Berl. *Klin. Voch.*, 1867).

Élise S..., vingt-quatre ans, réglée à quinze ans, peu abondantes. Depuis le mois d'août 1866, absence de menstruation et depuis dix mois crampes, vomissements. Amaigrissement. Douleurs. Ventre volumineux, Pas d'ascite.

Le 25 juin 1867, la tumeur dépasse l'ombilic. Elle est lobulée, mobile, à fluctuation peu marquée.

Diagnostic : Tumeur colloïde.

Bien que l'état général fut très défavorable, opération le 8 juillet 1867. On constate tumeur cloisonnée, à contenu visqueux et colloïde. Les poches furent ponctionnées et la tumeur, bien pédiculée, non-adhérente, fut enlevée totalement. Guérison.


### OBSERVATION CIV

Cancer colloïde de l'ovaire gauche. Guérison (Docteur Jesset. Lancet 1871).

Mary C..., quarante ans, mariée, 4 enfants. Début il y a neuf mois : augmentation de volume du ventre ; cessation des règles

Palpation : Grosse tumeur divisée en 3 ou 4 kystes dont un fluctuant. Rien à l'auscultation. Matité presque générale à la percussion. Son plus clair dans les deux flancs.

Toucher : utérus paraît gravide. En effet, six jours après la malade accouche d'un enfant de six mois (4 octobre). Du 23 au 28, règles reparaissent.

30 octobre. — Ovariotomie. Peu d'adhérences. Pédicule étroit et court. Guérison.

Examen histologique : Cancer colloïde.

### OBSERVATION CV

#### (Résumée)

Cancer colloïde des deux ovaires (thèse R. Seeger). Traduct. inédite.

Les deux ovaires, le foie, le poumon, la dure-mère, sont envahis par le néoplasme.

Examen microscopique : Traits de tissu conjonctif entre lesquels se trouvent çà et là des cellules en fuseau. Ils limitent sans aucun ordre des cavités de différentes grandeurs, la plupart sans contenu ; seulement dans quelques-unes on trouve, attachées le plus souvent à la paroi, de grosses cellules rondes avec autant de noyaux. Les cellules sont pâles, se colorent difficilement, cependant leur caractère épithélial est évident.

### OBSERVATION CVI

Épithélioma myxomateux (tumeur bilobée) de l'ovaire.— Ovariotomie.— Mort. Par M. Magnien (*Loire médicale*).

Sarah D..., quarante ans, cinq enfants, menstruation régulière. Elle a remarqué une augmentation de volume de la partie droite de l'abdomen. il y a un an environ. Douleurs vives vives dans le ventre et le dos. État général médiocre.

A son entrée, 21 août 1872, on perçoit une masse irrégulière, occupant le détroit supérieur et montant à égale distance de l'ombilic et du pubis.

Au toucher : utérus très-haut, peu mobile.

31 août. — Ovariotomie. Ascite. Péritonite. On trouve deux tumeurs occupant les côtés de l'utérus. Mort le soir même.

### OBSERVATION CVII

Epithélioma myxomateux.— Tumeur bilobée de l'ovaire.
Ovariotomie.— Mort.— Par Dʳ Magnien (*Loire médicale*, 1883).

Jeanne S..., quarante-sept ans. Réglée à quatorze, menstruation normale ; trois accouchements, une fausse couche.

Début en février 1891 par douleurs lancinantes au niveau de l'ombilic et augmentation progressive du volume du ventre. Règles régulières jusqu'au milieu de janvier 1882. En décembre 1881, on constate une tumeur médiane mobile, et après ponction on trouve une autre tumeur dont la mobilité est moindre. Elles paraissent distinctes. Quatorze ponctions sont faites successivement sans résultat. Les douleurs sont plus vives, les vomissements plus fréquents, et la tumeur plus volumineuse. Consistance moindre.

Le 22 mai 1882. — *Opération*. — Ascite (liquide clair). Tumeur bosselée, lisse, sillonnée de grosses veines. Par suite de la rupture d'une adhérence avec la paroi inférieure de l'abdomen, il s'écoule de la tumeur un magma caséeux. Pas d'adhérences avec l'intestin et le péritoine. Il y a une seule tumeur, mais bilobée, qu'on extrait péniblement. Le péritoine est très altéré, épaissi, tomenteux. Suites passables. Mort le 3 mai.

*Examen microscopique*. — Epithélioma myxomateux (tous les éléments constitutifs des kystes multiloculaires).

## OBSERVATION CVIII

Epithélioma cylindrique de l'ovaire. Ovariotomie. Guérison, par Lamarque
(Thèse de Bordeaux, 1888-1889).

L. Claire, cinquante-trois ans, réglée à quatorze ans, régulièrement ; cinq enfants, une fausse couche.

Douleur vive dans la fosse iliaque gauche, ressentie par intervalles depuis quinze ans. Les règles deviennent irrégulières en 1882 et se suppriment définitivement en 1884. Au mois d'avril dernier se manifestèrent des douleurs plus fixes, si vives qu'elles empêchaient le sommeil. Un vésicatoire appliqué sur le point douloureux n'amena aucun soulagement. Pas d'œdème, ni de fréquence de miction. Amaigrissement.

Au palper, tumeur de la grosseur d'une petite tête de fœtus, légèrement mobile, bosselée, sans fluctuation.

Au toucher, col dévié à gauche, cul-de-sac latéral droit et postérieur rempli par la tumeur.

*Diagnostic.* — Tumeur maligne avec adhérences.

*Ovariotomie.* — On tombe après incision sur des masses fongueuses bourgeonnantes à l'intérieur d'une poche adhérente aux organes voisins. Curage de cette poche qu'on bourre de gaze en laissant la partie inférieure de l'incision libre pour le drainage.

*Guérison.* — Cette opération eut lieu le 6 octobre 1888. Lamarque a revu cette malade en juin 1889, les douleurs avaient disparu et l'état général était bon.

## OBSERVATION CIX

Olshausen. — Papillome de l'ovaire. — Ascite. — Ovariotomie. — Guérison
(*in* thèse Gundelach, p. 85. Résumée).

Femme, trente-cinq ans, dont la tumeur, pesant à peine deux kilogrammes, était formée par un kyste végétant sans loge kystique d'un volume notable. Avant l'opération, on retire quarante-cinq litres d'ascite. Après l'opération, l'ascite ne se reproduisit pas.

# CHAPITRE V

## SYMPTOMATOLOGIE

Ce serait s'exposer à des répétitions ennuyeuses et contraires à la clarté du sujet que de décrire une symptomatologie spéciale pour chaque genre de tumeurs solides. Du reste, l'ensemble des signes et symptômes présentés est assez uniforme pour justifier une étude synthétique.

Il résulte de l'examen de notre longue série d'observations qu'on peut, à l'exemple de certains auteurs, distinguer dans l'évolution de ces néoplasmes trois phases principales assez nettes. Elles sont basées sur le siège différent occupé par la tumeur, depuis sa production jusqu'à sa période de complet développement. Nous avons vu dans notre chapitre d'anatomie pathologique le mécanisme des principaux déplacements des tumeurs solides, leurs rapports; nous décrirons maintenant les troubles fonctionnels qu'elles provoquent, les signes physiques qu'on peut percevoir. Dans une première période, la tumeur ovarienne est encore à sa place normale, à sa phase de début. Il est à peu près impossible de déterminer ce moment dans les observations que nous rapportons. La malade n'a pas cessé de vaquer à ses occupations, n'a ressenti aucune fatigue inaccoutumée, lorsqu'elle constate tout à fait par hasard que son abdomen a augmenté de volume ou bien, ce qui est plus rare, qu'elle porte une tumeur.

L'augmentation du volume du ventre, la présence d'une tumeur, tels sont donc, habituellement, les premiers phénomènes perçus. Dans d'autres cas, des douleurs se manifestent lancinantes, paroxystiques, s'irradiant dans les membres inférieurs, les aines, les reins, ou se montrant seulement au niveau d'une fosse iliaque. Elles sont spontanées ou provoquées et nullement en rapport avec le volume de la tumeur. Ces douleurs peuvent ressembler à des crises névralgiques, amener quelques vomissements, mais surtout aux dernières périodes, où elles sont le résultat de la compression des plexus. Au début, il n'y a, le plus souvent, qu'une sensation de poids, une symptomatologie vague rappelant celle de l'ovaire ou de la péritonite chronique.

On rencontre encore fréquemment à cette période, des irrégularités ou la suppression de la menstruation. La malade croit à une grossesse, encouragée dans cette idée par l'exagération du volume du ventre, lorsqu'un retour brusque des règles, l'apparition de douleurs ou la constatation d'une tumeur dans une fosse iliaque viennent ébranler cette illusion. La chlorose, l'anémie, se rencontrent aussi très souvent, même au début, et c'est sans doute ce qui a conduit Scanzoni à inscrire l'aménorrhée chlorotique au rang des causes capables d'amener le développement de ces tumeurs. Quelquefois les règles persistent. Péan décrit encore dans ses cliniques des accidents nerveux, des crises d'hystérie ou de folie; mais des accidents nerveux aussi marqués sont exceptionnels.

Pendant que la malade parcourt la première étape de son affection, le médecin est rarement consulté. Il percevrait du

reste fort peu de signes. Seuls le toucher rectal et le palper
abdominal montreraient au praticien exercé un ovaire augmenté de volume et quelquefois douloureux. A la deuxième
période, la symptomatologie devient plus nette ; l'ovaire, plus
pesant descend dans le cul-de-sac de Douglas jusqu'à ce que,
chassé de ce point par son volume, il prenne place dans la
cavité abdominale, constituant ainsi la troisième phase. Ces
migrations ont déjà été décrites. C'est ordinairement pendant cette deuxième période que la malade vient trouver le
médecin et lui expose son état. Les douleurs sont plus vives,
constantes mêmes quelquefois, s'il s'agit de tumeur maligne,
plus rares si la tumeur est de nature fibromateuse. La
menstruation est habituellement supprimée et l'extension
exagérée de l'abdomen, l'apparition d'une tumeur sont des
phénomènes bien établis. La période d'état est constituée.
La maladie offre alors un ensemble de symptômes généraux,
de troubles constitutionnels et de signes physiques qu'il est
nécessaire d'analyser avec soin, d'interpréter avec méthode.

*Inspection.* — Ce mode d'investigation n'a pas une
grande valeur, mais il peut être d'une certaine utilité, et c'est
toujours par lui que doit commencer un examen. L'état local
ne se révèle guère à nous avant que la tumeur ait quitté
l'excavation. Alors on constate un volume plus grand de
l'abdomen qui peut être lié à la présence d'une ascite,
d'une tumeur, ou bien encore, — et c'est le cas le plus fréquent, — à leur existence simultanée. S'agit-il d'un épanchement ascitique, l'abdomen distendu forme saillie sur les parties latérales ; il s'élargit et s'étale dans le décubitus dorsal.
Pendant les changements de position, le côté le plus déclive
augmente aux dépens de l'autre. Y a-t-il seulement tumeur ?
la saillie est médiane ou un peu latérale, quelquefois irrégulière et mobile. Si le néoplasme est très volumineux, l'abdomen peut être uniformément tendu ; mais le plus souvent

même, dans ces cas, les flancs sont affaissés. Lorsque la tumeur et l'ascite sont réunis, l'aspect du ventre participe des différents caractères énumérés. L'ombilic est parfois aplati comme dans la grossesse, mais le plus souvent on le trouve saillant.

La dilatation des veines de la paroi abdominale existait chez plusieurs de nos malades. Dans un ou deux cas cités par Lawson Tait, cette augmentation du volume des veines fut la seule indication d'un cancer qu'on trouva en ouvrant l'abdomen. Cette veinosité peut être plus marquée au-dessus ou au-dessous de l'ombilic, être unilatérale ou bilatérale. On rencontre aussi parfois de l'œdème. Dû à la cachexie, à la thrombose ou à de la phlébite par compression, il peut siéger sur le ventre, les grandes lèvres, mais de préférence sur les membres inférieurs au niveau des malléoles. Quand il envahit la ligne blanche, il occasionne un relief assez marqué de cette bande fibreuse et les auteurs ont désigné l'aspect noueux qu'elle présente par la fausse appellation de varice lymphatique.

La respiration revêt, dans certains cas, une forme anormale. Les mouvements du diaphragme étant gênés par le développement du ventre, elle devient surtout costale. On a même cité des observations où cette respiration essentiellement thoracique était en même temps unilatérale, liée peut-être alors à l'existence d'une tumeur ovarienne également unilatérale. Aux dernières périodes, on rencontre, avec une dyspnée plus forte, de la toux et des palpitations qui frappent l'observateur.

C'est surtout dans l'examen de l'état général qu'excelle l'inspection. Les renseignements qu'elle nous fournit aux dernières périodes sont fort précis, mais la lésion est alors bien avancée. Tout l'organisme est influencé, envahi même, et « l'émaciation, l'exagération des saillies musculaires et osseu-

ses, le front ridé, les narines dilatées et effilées, les lèvres
serrées, les commissures labiales déprimées, entourées de
sillons creusés profondément, donnent à la face l'aspect des
plus caractéristiques » dénommé *facies ovarien*. Il n'est pas
cependant très rare de trouver un état général satisfaisant,
malgré un développement du ventre considérable ; il s'agit
alors de tumeurs fibromateuses ou même de sarcomes sans
ascite.

*Mensuration*. — Elle a été souvent pratiquée chez les
malades dont nous rapportons l'observation et a pu servir à
montrer la reproduction plus ou moins rapide de l'ascite après
ponction, l'augmentation progressive de la tumeur. La circonférence abdominale prise ordinairement au niveau de l'ombilic peut être plus considérable du côté occupé par le néoplasme ; les divers diamètres sont proportionnellement aug-
mentés. Le ventre mesurait $1^m,52$ au niveau de l'ombilic chez
la malade de l'observation XXXV. Chez une jeune fille de
dix-sept ans (obs. V), atteinte de myo-sarcome la circonférence arriva en dix-huit mois au chiffre énorme de 114 centimètres.

*Palpation*. — Les signes que nous fournit le palper sont
nombreux et présentent le plus grand intérêt. Il nous permet
de constater en première ligne la présence de l'ascite. Les
mains appliquées sur les parois latérales de l'abdomen, le
chirurgien détermine la sensation classique du flot. Si le
liquide ascitique est abondant, la paroi abdominale est dure et
résistante ; elle est souple dans le cas contraire. De toutes les
tumeurs abdominales, ce sont les tumeurs ovariennes, et
parmi ces dernières les tumeurs solides qui se compliquent le
plus souvent d'ascite. Terrillon (*Bull. et Mém. Soc. de chir.*,
1884-1886) rapporte seulement un cas de tumeur liquide avec

ascite pour 68 observ., tandis que Ziembicki (thèse de Paris, 1875) rencontre cet épanchement 32 fois sur 36 observations de tumeurs solides.

L'ascite accompagne toutes les tumeurs solides, quel que soit leur volume, peut-être même leur nature. Les assertions des auteurs sur ce dernier point ne concordent pas toujours. Olshausen prétend que l'épanchement péritonéal serait exceptionnellement rencontré avec des fibromes et pourrait manquer avec le sarcome. Martin, au contraire (*Maladies des femmes*, 1889), soutient que les fibromes s'accompagnent souvent d'ascite et que la production de ce liquide est précoce dans les tumeurs malignes, le sarcome surtout. Castelnau (thèse de Montpellier) va même plus loin et affirme que les fibromes se compliquent toujours d'une certaine quantité d'ascite.

Pour 22 observations de fibrome où l'état clinique a été rapporté, nous avons noté l'épanchement 16 fois et encore dans deux cas était-il souvent fort léger ; aussi admettons-nous qu'il peut manquer avec ce genre de tumeurs solides. Avec les tumeurs malignes, l'ascite est presque constante, précoce et abondante.

Dans deux cas de sarcome observés par M. Tédenat (observation XLV) et M. Grynfeltt (observation XLIV), elle fut tardive et légère. Pour cette variété, Ladouce (thèse de Paris) évalue la fréquence à 75 pour 100. Cette proportion serait encore plus élevée pour les végétations malignes d'après Quénu, Léopold et Vacquez, qui ont étudié ce côté de la question.

Par quelle cause se produit cet épanchement dans le péritoine ? Ziembicki invoque la péritonite chronique, la compression, l'irritation du péritoine, l'obstruction des urétères avec rétention d'urine, et enfin l'influence de l'état général. Terrier (*Rev. de chir.*, 10 mars 1886), incrimine le cancer concomitant du péritoine, l'altération des parois de la tumeur occasionnant le développement d'une péritonite chronique avec hypersécrétion de la séreuse.

Pour Pozzi, la tumeur agirait surtout comme corps étranger et produirait un épanchement d'autant plus abondant qu'elle serait plus mobile. Quénu, étudiant surtout l'ascite avec les tumeurs végétantes, l'explique, non par le frottement que déterminent les végétations, mais par leur produit de sécrétion : une substance colloïde qui provoquerait, du côté du péritoine, des phénomènes d'osmose et l'accroissement incessant du liquide péritonéal.

Nous pensons, avec Ziembicki, qu'il est fort difficile de se prononcer en présence d'une étiologie aussi multiple. Une explication ne peut convenir à tous les cas, mais la compression des vaisseaux abdominaux, des urétères, la péritonite chronique, nous paraissent être les causes les plus fréquentes d'ascite. « Hors quelques cas exceptionnels, dit avec raison Sebileau (thèse de Paris), c'est l'état de la séreuse qui commande tout ; il n'y a d'ascite que si elle est lésée.»

La nature de l'ascite est variable selon les cas. C'est tantôt du liquide ascitique pur, tantôt ce même liquide dans lequel nagent des globules de pus ou des cellules néoplasiques nettement observées à l'examen microscopique. Dans ce dernier cas, l'ascite est souvent colorée par une certaine quantité de sang qui peut provenir soit de vaisseaux du péritoine dilatés et lésés, soit des vaisseaux de la tumeur, dont la vascularité à la surface est parfois considérable.

La quantité de l'épanchement est quelquefois telle que le palper ne peut arriver à limiter, à découvrir même une tumeur sous la voûte abdominale distendue et rigide. Chez un grand nombre de nos malades, une paracentèse fut reconnue nécessaire et pratiquée pour faciliter le diagnostic.

Les causes d'erreur provenant de l'ascite mises de côté,

quels signes nous donnera la palpation? Elle est d'une utilité
fort problématique à la première période, où l'ovaire, à peine
augmenté de volume, est difficilement accessible. Plus tard,
lorsque cet organe plus lourd a pris place dans l'excavation,
cette méthode d'exploration est encore défectueuse. Cependant,
si le chirurgien prend la précaution d'enfoncer profondément
ses doigts au niveau des fosses iliaques, il n'est pas rare, —
mais non absolu toutefois, — qu'il puisse séparer l'utérus
d'une masse située plus profondément dans le cul-de-sac de
Douglas. Quand la tumeur gagne le cul-de-sac vésico-utérin,
les difficultés sont moindres.

C'est surtout à la troisième phase, lorsque la tumeur a élu
domicile dans l'abdomen, que triomphe le palper. Il donne
alors des renseignements précieux sur le siège, les rapports,
la forme, le volume, la mobilité, la sensibilité, la consistance,
et enfin la présence de ganglions abdominaux ou pelviens. La
plupart de ces particularités ont été étudiées au chapitre d'anatomie pathologique. La mobilité de la tumeur existe assez
souvent en tous sens ; elle est cependant plus marquée dans
le sens transversal, surtout s'il y a en même temps ascite et
un long pédicule. Les adhérences dont nous avons déjà étudié la production, la brièveté du pédicule, l'enclavement dans
le pelvis ou le ligament large, certaines congestions périodi-
ques limitent les mouvements. De toutes les tumeurs solides,
ce sont les fibromes qui conservent le plus longtemps leur
mobilité. Le sarcome, le carcinome ou épithéliome la perdent
plus tôt, en raison surtout de la formation d'adhérences qui
s'organisent rapidement. C'est encore à la présence de ces
adhérences que seraient dus les bruits de frottement qui sont
signalés dans une de nos observations. La douleur à la palpation manque dans la plupart des cas, mais la nature bénigne de la tumeur n'exclut pas la sensibilité comme le démontre le cas de fibrome douloureux que nous rapportons

dans l'observation XXX et qui est dû à Rendu. Le professeur
Slavjansky a fait, à ce propos, au Congrès international de
Londres (août 1881) la communication intéressante qui suit:
Dans cinq cas confirmés par l'ovariotomie, il lui fut possible
de préciser de quel côté siégeait la tumeur. Du côté de l'ovaire
malade, la sensibilité était diminuée dans le triangle de
Scarpa, tandis qu'elle était augmentée ou intacte du côté sain.

La constatation de ganglions abdominaux pelviens ou inguinaux n'est pas très fréquente et a été rarement notée dans
nos observations. Ceux de l'abdomen sont quelquefois très
gros et peuvent en imposer tout d'abord pour un rein mobile.
Les détails dans lesquels nous sommes rentrés au chapitre
d'anatomie pathologique nous ont permis de glisser plus rapidement sur les différents bénéfices du palper..

*Toucher.* — Ce mode d'examen comprend le toucher vaginal
et le toucher rectal. Le néoplasme n'est pas accessible au toucher vaginal à toutes ses périodes de développement.

Cet examen est difficile dans certains cas, lorsque les parois
du vagin, tassées en arrière des grandes lèvres fortement œdé-
matiées, viennent arrêter le doigt. A la première période, on se
borne habituellement à constater des phénomènes de métrite,
des complications inflammatoires; la femme peut même se refuser à un examen qui ne lui paraît pas absolument indispensable. Plus tard, quand la tumeur est descendue dans l'excavation, le toucher vaginal nous permet de vérifier son volume,
sa position, ses divers caractères, mais surtout des particularités fort importantes concernant les culs-de-sac, le col, l'utérus. Ferrand (*Dict. encycl. des sc. méd.*) dit à ce sujet : « Le
doigt rencontre au fond du vagin la face antérieure de l'utérus,
le fond dirigé en avant, le col en arrière regardant du côté
opposé à la tumeur, tandis que le fond s'incline, un peu du côté
où la tumeur se développe. Cette attitude de l'utérus résulte

8

du mouvement de pivot que lui fait exécuter l'ovaire augmenét
de volume lorsqu'il vient se placer, comme cela est de règle
en pareil cas, et s'accoler plus ou moins directement à sa face
postérieure. » Lorsque la douleur a gagné l'abdomen, le toucher, pratiqué seul, ne nous donne plus que des signes négatifs. Alors le palper combiné avec le toucher permettra au
chirurgien de bien étudier les rapports de la tumeur avec
l'utérus. On imprime à cet organe le mouvement en battant
de cloche et, s'il n'y a pas de connexions, ce mouvement est
facile, indépendant de ceux qu'on fait décrire à la tumeur avec
la main placée sur l'abdomen.

Le toucher rectal devrait toujours être pratiqué, malgré la
répugnance qu'il inspire au malade et au médecin.

Dès le début, il nous éclaire sur la présence d'un ovaire
qui est augmenté de volume et douloureux ; il nous montre
pendant les trois phases, la situation, les connexions de l'utérus, par rapport à la tumeur, qui à la seconde période se
trouve presque sous le doigt, lorsqu'on pénètre par cette voie.
Malgré l'importance de cet examen, nous ne croyons pas
qu'on soit autorisé à pratiquer des débridements de la
marge de l'anus et à exécuter ce véritable palper par le rectum qu'emploie quelquefois Simon (de Heidelberg) pour percevoir plus commodément les divers signes indiqués.

*Cathétérisme utérin.* — On a comparé, non sans motifs,
l'importance de l'hystérométrie, pour les affections utéro-ova-
riennes, à celle de l'auscultation dans les maladies de la poi-
trine et du cœur. Cet examen, pratiqué chez nos malades,
nous a montré que l'utérus conserve ses dimensions normales en présence d'une tumeur solide ovarienne. Il a permis de
vérifier l'indépendance de l'utérus par l'absence de mouvements communiqués, et de trouver certains vices de position,
tels que flexion et version de cet organe.

On doit se méfier du cathétérisme, tant que le diagnostic n'est pas suffisamment établi, pour écarter toute idée de grossesse qui peut coexister avec une tumeur ovarienne ou présenter au début une symptomatologie semblable.

*Auscultation*. — Routh et Clintock ont donné une classification des bruits perçus au moyen stéthoscope, au niveau de l'hypogastre, chez les femmes atteintes de tumeurs ovariennes. Ce sont en grande partie des bruits vasculaires et nous citerons seulement la transmission des battements aortiques par la tumeur, le souffle lié à la compression des gros vaisseaux de la région et enfin le souffle que l'on rencontre avec des néoplasmes très vasculaires et dont ce caractère a pu être vérifié par l'opération ou l'autopsie. Les frottements qu'on entend lorsqu'il existe des adhérences péritonéales ont été déjà signalés.

*Percussion*. — Aux méthodes précédentes vient s'ajouter la percussion qui permet de bien préciser les signes déjà fournis par les autres moyens d'investigation. Elle a surtout pour but de déterminer par la constatation de la matité ou sonorité la présence et les limites de l'ascite et de la tumeur et enfin la situation des anses intestinales.

Il n'est pas rare qu'un épanchement péritonéal très abondant empêche la percussion de porter directement sur la tumeur. Après ponction, elle se place d'elle-même sous le doigt qui peut alors montrer la matité et produire le choc en retour par une percussion brusque. Kaberlé a même déterminé une sensation de flot très nette sur un fibrome absolument solide. Les anses intestinales sont refoulées en arrière et en haut ; des adhérences peuvent en retenir quelques-unes sur les faces antérieure et latérale de la tumeur, mais elles se distinguent à la percussion par une ligne de sonorité claire et tympanique.

*Troubles fonctionnels.* — Indépendamment des symptômes subjectifs ordinaires que nous avons analysés avant de
passer en revue ces divers modes d'examen il en existe
d'autres qui méritent une description spéciale. Nous voulons
désigner par là les troubles fonctionnels qui compliquent habituellement les dernières périodes et sont occasionnés, tantôt
par la compression qu'exerce la tumeur sur les organes pelviens abdominaux ou thoraciques, tantôt par sa généralisation,
aux tissus de l'organisme. Signalons d'abord l'épanchement
dans la plèvre et le péricarde qui gênent la respiration et
l'hématose. Il est noté dans plusieurs observations où il a
présenté à l'autopsie l'aspect séreux, purulent ou hémorrhagique. On attribue généralement l'hydrothorax au passage de
l'ascite dans la cavité pleurale par les lymphatiques diaphragmatiques ou à une gêne de la circulation. Les troubles de la
circulation sont en effet parfois rencontrés. Ce sont des palpitations résultant de l'anémie, de la distension abdominale,
ce sont encore des irrégularités, la suppression de la menstruation. Lassalle (thèse de Montpellier) rapporte le cas d'un
fibro-sarcome de l'ovaire opéré par M. le professeur Tédenat,
où malgré un état général encore bon on percevait un léger
souffle mitral (obs. XXII).

Pendant la seconde période, la tumeur se trouvant dans le
cul-de-sac de Douglas, les organes pelviens sont souvent
comprimés. Le rectum est aplati contre le sacrum et le bol
fœcal peut s'accumuler en amont, produisant d'abord de la
dilatation intestinale et ensuite de l'obstruction. De temps en
temps surviennent des débâcles douloureuses suivies d'une
nouvelle période de constipation opiniâtre. La vessie, en sa
qualité d'organe creux et facilement réductible, subit l'influence
de la compression au niveau de son fond et du col, et les mictions deviennent plus fréquentes ou se suppriment. Cet organe,
comprimé d'arrière en avant, prend quelquefois la forme

décrite sous le nom de vessie en sablier. La compression du sciatique, des nerfs cruraux et sacrés ajoute à ces divers symptômes des douleurs névralgiques très pénibles. Cet appareil symptomatique est exagéré par l'enclavement de la tumeur qui résulte de l'augmentation progressive de son volume. La tumeur passée dans l'abdomen provoque plus facilement des accidents d'obstruction par compression d'une anse intestinale (obs. XV). Elle peut reposer aussi sur l'urétère, les vaisseaux abdominaux et amener, avec des accidents urémiques, un épanchement péritonéal abondant.

Tous ces accidents retentissent d'une manière fort préjudiciable sur l'état général qui s'achemine vers le marasme et la cachexie. A côté de cas où cette évolution est rapide, fatale, il en existe d'autres où l'état général s'altère moins vite, où le teint cachectique n'apparaît que tardivement. Nous rappelons à ce sujet la malade de M. le professeur Grynfeltt (obs. XLIV) qui, revue un mois à peine avant sa mort, était profondément amaigrie mais encore sans teint cachectique, bien qu'on eut affaire à une tumeur maligne à évolution rapide.

## MARCHE. — DURÉE. — TERMINAISON

Il résulte d'une étude approfondie de nos observations que le début réel des tumeurs solides est pour ainsi dire impossible à déterminer. C'est le plus souvent par hasard que la malade s'aperçoit qu'elle porte en elle une tumeur qui a déjà un certain volume. Nous constatons seulement le début des accidents que provoquent ces néoplasmes ; aussi nous sera-t-il difficile de décrire absolument leur marche et surtout leur durée. Nous devons rappeler que la distension du ventre, la sensation de pesanteur ou de tumeur, la douleur ouvrent habituellement la scène, suivis plus ou moins vite, selon la nature de la tumeur, par les accidents de compression et de généralisation.

La marche de la tumeur nous paraît essentiellement liée à sa nature. Avons-nous un fibrome non kystique, peu vasculaire ? l'évolution sera lente et le néoplasme vivra longtemps en bonne intelligence avec les organes voisins, n'inquiétant que fort peu l'état général. La tumeur dégénère-t-elle, se compliquant d'éléments sarcomateux ou carcinomateux ? Une phase des plus dramatiques succède à cette longue période de silence et les accidents locaux et généraux se multiplient rapidement. Nous avons alors le tableau présenté par les tumeurs malignes.

Le jeune âge, la vie sexuelle, les congestions et perturbations menstruelles, la ménopause, la grossesse favorisent les complications, les dégénérescences et provoquent en un mot une marche rapide (obs. XLIV, XXVII, XLVII, LXXI).

L'âge avancé, au contraire, permet une évolution beaucoup plus lente. La marche sera donc variable et tour à tour rapide ou lente selon les influences que nous venons d'énumérer et surtout la nature de la tumeur.

Les mêmes considérations sont applicables à la durée.

Ziembicki, examinant 34 observations, a trouvé que, depuis le moment des premiers symptômes à l'opération ou à la mort il s'était écoulé un délai moyen inférieur à un an.

Ladouce (thèse de Paris), décrit pour le sarcome une période prodomique allant de l'apparition des premiers accidents à la constatation de la tumeur, période qui aurait toujours une durée de plusieurs années. Elle devrait sa durée si lente par rapport à la marche rapide de ces tumeurs à ce que les éléments sarcomateux seraient emprisonnés et maîtrisés au début par la capsule de l'ovaire résistante et épaissie. Ne serait-il pas plus vraisemblable d'attribuer la marche rapide succédant à une dégénérescence maligne d'une tumeur primitivement bénigne ? Pour notre part, il nous a été impossible de signaler nettement dans nos observations cette période prodomique.

Castelnau assigne aux fibromes une durée variant de cinq à vingt-cinq ans. Il résulte de l'analyse de nos observations, que la durée du fibrome varierait entre quelques mois et dix-sept ans, celle du sarcome entre deux mois et trois ans, et même dix ans chez une femme de quarante-deux ans où la tumeur en partie kystique avançait par poussées assez rares (obs. LXXXVI) ; et enfin la durée du carcinome varierait dans les mêmes proportions que pour le sarcome.

La terminaison est toujours fatale. La malade, après avoir parcouru plus ou moins rapidement les phases que nous venons de décrire arrive, par aggravation des symptômes, à un amaigrissement considérable, à la cachexie, au marasme avec ou sans métastases. La mort se produit assez souvent avant ce dernier terme, due alors à quelque complication : chez les uns, à un cancer du cœur ou à la péritonite ; chez les autres, à l'érysipèle gangréneux (obs. XXVII) à la plhegmatia alba dolens, mais principalement à l'étranglement et aux perforations intestinales (obs. LIII).

Ziembicki, résumant les données de l'anatomie pathologique et de la symptomatologie, distingue trois types que nous admettons avec lui : 1° une forme rapide (trois mois à deux ans) caractérisée par le jeune âge des malades ; l'abondance, la précocité et la persistance de l'ascite : le mauvais état général ;

2° Une forme lente (deux à dix ans et au delà) se distinguant par l'âge plus avancé des sujets (trente à cinquante) ; l'absence ou le peu de richesse de l'épanchement ; la conservation de l'état général ;

3° Une forme rare, dans laquelle l'économie ne paraît pas troublée, l'ascite manque totalement, et qui cependant répond à des productions de la pire espèce.

---

# CHAPITRE VI

## DIAGNOSTIC

Le soin que nous avons mis à décrire dans tous leurs détails les symptômes et les signes des tumeurs solides nous permettra de passer plus rapidement sur les caractères servant à reconnaître ces tumeurs et à les différencier. Bien que Wells et Lawson Tait aient consacré de longs chapitres au diagnostic, cette partie du sujet reste encore fort obscure. Il n'est pas de symptômes caractéristiques, pathognomoniques, permettant de reconnaître toujours une maladie organique de l'ovaire. Si quelquefois le diagnostic peut être fait presque d'emblée, ce n'est qu'après un examen complet, plusieurs fois répété, que le chirurgien ou le médecin peuvent se prononcer, et encore leur diagnostic n'est-il pas toujours confirmé par les trouvailles d'opération ou d'autopsie. Les affections qu'on peut confondre avec une tumeur ovarienne sont en effet si nombreuses que, pour réunir le plus grand nombre de probabilités et pouvoir défendre une idée, il est presque indispensable de procéder par exclusion. Dans l'impossibilité où l'on se trouve de déclarer à *priori* qu'on est en présence d'une tumeur de l'ovaire, on prend habituellement le parti de démontrer qu'elle ne peut pas ne pas être ovarienne.

Une femme se présente ; deux points principaux devront nous préoccuper :

1° La tumeur est-elle ovarienne et solide ?

2° Est-il possible d'en déterminer l'espèce ?

Nous savons que la malade vient fort peu nous trouver à la première période, quand elle n'offre encore que des symptômes d'ovarite et de péritonite chronique. Le diagnostic, pendant cette phase du début, présenterait cependant le plus grand intérêt, à cause du traitement médical et principalement d'une opération précoce. Plus tard, l'ovaire est descendu dans le cul-de-sac postérieur, et la symptomatologie devient plus précise. Les troubles menstruels peuvent nous faire penser à une affection de l'utérus telle que métrite, tumeur, hypertrophie, grossesse ou vices de position. Les lésions assez fréquentes de cet organe suffisent quelquefois à donner au chirurgien la cause des troubles accusés et à lui faire abandonner l'idée d'une recherche plus étendue, portant alors sur l'ovaire. Un examen méthodique et complet est cependant absolument nécessaire au diagnostic ; et, utilisant tous les procédés d'examen déjà décrits, il faut passer en revue tous les organes de l'excavation, sans oublier l'ovaire. Si en effet les affections du voisinage peuvent retentir sur lui, ses lésions influencent également les autres parties de l'appareil génital, l'utérus en particulier.

Tout à fait au début, on n'arrive guère sur l'ovaire que par le rectum ; mais quand cet organe est descendu dans les culs-de-sac, le toucher vaginal le trouve abaissé, dur, volumineux, bosselé et quelquefois douloureux. De tels signes suffisent à reléguer au second plan l'importance des troubles utérins.

On distinguera les tumeurs solides d'un déplacement de

l'utérus, lorsqu'on reconnaîtra, par le toucher rectal surtout, que le mouvement de pivot exécuté par cet organe est dû à la présence de l'ovaire sur sa face postérieure. Le diagnostic différentiel des tumeurs ovariennes et utérines présente quelques difficultés. Le palper abdominal, combiné au toucher vaginal et rectal, le cathétérisme de la matrice, permettront d'éviter l'erreur. De légères hématocèles rétro-utérines peuvent aussi, à cette période, en imposer pour une tumeur ovariennne, mais le début a été ordinairement brusque, accompagné des symptômes de l'hémorrhagie interne, et la tumeur molle et fluctuante d'abord, a pris progressivement la dureté de l'hématome. Comme l'hématocèle, la péritonite pelvienne localisée a le plus habituellement un début violent. La marche des accidents, les signes physiques qui vont en s'atténuant la séparent nettement des tumeurs solides de l'ovaire.

Quant aux tumeurs fécales rencontrées dans le rectum ou l'intestin grêle, elles pourraient quelquefois induire en erreur si l'attention n'était pas éveillée par les caractères de ces tumeurs. On évitera toute confusion en pratiquant le toucher vaginal et rectal, si la tumeur fécale est dans le rectum; et en prescrivant un purgatif salin si elle se trouvait placée beaucoup trop haut. Ce moyen a été utilisisé par M. le professeur Grynfeltt dans l'observation XCVI qu'il a bien voulu nous communiquer.

Le siège ovarien admis après élimination successive de ces causes d'erreur, il faut encore déterminer si l'on a affaire à une tumeur et si cette tumeur est solide. A la première période, le diagnostic de tumeur est à peu près impossible en raison du peu de développement, de symptômes aussi variables. On peut aisément confondre avec l'ovarité subaigue ou chronique, l'apoplexie de l'ovaire ou encore un déplacement de cet organe avec ou sans hypertrophie. « Moins douloureuse que l'ovarite, la tumeur de l'ovaire est plus volumineuse que la congestion et même que l'apoplexie de l'ovaire... Le volume de la glande ne permettra pas la confusion avec le simple déplacement de l'ovaire ; sa forme inégale et bosselée se distinguera de la congestion et de l'hypertrophie simple. » (*Dict. encycl. des sc. méd.*)

Les troubles menstruels, la péritonite, la constipation avec perte d'appétit sont des phènomènes fréquemment rencontrés, mais sans grande valeur pour le diagnostic.

C'est surtout à la seconde période que le chirurgien dispose de signes souvent suffisants pour reconnaître une tumeur ovarienne. La tumeur changeant entièrement de rapports a pris place dans l'abdomen. Les signes physiques acquièrent une grande valeur et on n'a plus besoin d'insister autant sur les syptômes subjectifs qui, ainsi que le reconnaît fort bien Lawson Tait, peuvent facilement induire en erreur. Mais si la constatation des signes physiques favorisée par le siège et le volume de la tumeur est plus facile, le champ du diagnostic s'élargit considérablement, en raison des rapports étendus avec les organes, soit du pelvis que le néoplasme aborde maintenant par leur face supérieure, soit de l'abdomen qu'il soulève, comprime quelquefois jusqu'à gêner leur fonctionnement et provoquer des accidents. Il faudra éliminer tour à tour les affections de la paroi, du squelette, des organes pelviens (vessie, utérus, trompe, rectum), celles du péritoine (péritonite, épiploon, mésentère, ligament large) et enfin les affections des organes abdominaux (estomac, intestin, foie, vésicule biliaire, reins, urétères, ganglions).

Ziembicki fait seulement le diagnostic différentiel entre les tumeurs utérines et ovariennes. Nous croyons que ce n'est pas suffisant; aussi suivrons-nous le tableau précédent en nous résumant le plus possible pour ne pas sortir des limites de notre sujet.

L'hypertrophie des parois abdominales qui succède ordinairement à des grossesses répétées, la surcharge graisseuse qui chez certaines femmes atteint quelquefois le volume d'un utérus gravide, surtout au moment de la ménopause, peuvent à l'inspection inspirer quelques doutes. Par la percussion et le palper, on établit nettement le siège de cette hypertrophie et de cette adipose. Lorsqu'il y a une tumeur incluse dans la paroi, un fibrome par exemple, le palper bimanuel, pratiqué pendant le relâchement des parois, lève tout soupçon de tumeur ovarienne. La marche et les progrès de la maladie désigneront de même assez facilement l'enchondrome, l'ostéome et l'ostéo-sarcome du bassin, l'incurvation des vertèbres lombaires, surtout si l'on constate en même temps la fixité, la dureté, la crépitation osseuse qui se rencontrent avec ces affections.

Une tumeur solide de l'ovaire étant toujours particulièrement en rapport avec les organes pelviens, le diagnostic d'avec les lésions de ces organes doit être fait avec soin.

La vessie atteinte de paralysie ou comprimée par une tumeur au niveau du col, est quelquefois si distendue qu'on croirait à un kyste de l'ovaire. Spencer Wells raconte le cas d'une femme qu'on allait ponctionner et dont la pseudo-tumeur disparut après émission par la sonde de trois litres d'urine. Une forte distension peut même donner la sensation presque osseuse qui caractérise certaines tumeurs solides. A cause de l'élévation de l'organe, on doit alors faire le cathétérisme avec une sonde très longue.

Les caractères de l'urine, des symptômes spéciaux, mettront sur la voie, quand il s'agira de calculs ou de tumeurs de la vessie.

Les erreurs de diagnostic les plus fréquentes sont dues à l'augmentation de volume de l'utérus. Elle dépend de plusieurs causes. Citons en première ligne l'existence d'une grossesse. La percussion, l'auscultation, le toucher et le palper bimanuel, donneront alors des résultats qui, associés aux considérations relatives à l'âge de la malade, à son état de santé, aux troubles menstruels, aux progrès de la tumeur et à la conformation de l'abdomen, constitueront nne somme de preuves suffisantes. La précision nécessaire manquera dans certains cas, malgré les données précédentes, si la grossesse est au début. Il sera alors nécessaire de réserver le diagnostic et de s'abstenir de toute manœuvre pouvant déterminer un avortement. Cette réserve sera d'autant plus prudente qu'on a vu quelquefois des filles célibataires, des femmes mariées dont le mari est absent, des veuves se présenter pour se faire enlever une tumeur ovarienne qui n'était autre chose qu'un utérus gravide. « Une dame veuve et enceinte, dit Tillaux, me pria un jour d'émettre, sur une consultation, l'avis qu'il pouvait s'agir d'un kyste de l'ovaire. C'était une question de diagnostic et je le fis volontiers, mais elle me demanda ensuite de faire un simulacre d'ovariotomie en incisant seulement la peau du ventre, ce que je crus devoir refuser. » Une malade de Sp. Wells admise au Samaritan Hospital nie toute possibilité de grossesse. Après l'accouchement, elle accuse un des aides d'avoir apporté un enfant qui ne lui appartenait pas. Ces deux exemples auxquels nous pourrions en ajouter bien d'autres, commandent des manœuvres prudentes. Pour la grossesse extra-utérine le diagnostic reposera également sur les symptômes de grossesse, mais les difficultés seront alors plus grandes en raison du siège anormal de l'œuf et de l'augmentation irrégulière du volume de l'abdomen. Les causes d'erreur seront encore fréquentes en présence de môles hydaliques ou charnus, de polypes intra-utérins, de cancer du fond et du corps de l'utérus avec un col sain, en présence de l'hématomètre, de l'hydromètre, états qui sur certains points ressemblent aux tumeurs ovariennes et sur d'autres à la grossesse.

Mais, parmi les tumeurs utérines, ce sont surtout les fibromes et les myomes qu'il faut bien distinguer d'une tumeur de l'ovaire. La distension de l'abdomen médiane et inférieure dans un cas est plus élevée et un peu latérale dans l'autre. La veinosité et l'œdème seraient plus marqués avec les tumeurs utérines ; la tumeur ovarienne est plus mobile, on peut la saisir plus facilement entre les deux mains. La mensuration, la palpation et la percussion ne fournissent aucun signe distinctif. Les bruits vasculaires aortiques seraient mieux transmis par les tumeurs utérines d'après certains auteurs. Mais c'est surtout le toucher vaginal et le cathérisme utérin qui règlent ce diagnostic en faisant constater, dans le cas de tumeur de l'ovaire, un utérus mobile indépendant, d'un volume normal, tandis que, par le toucher rectal, l'ovaire est trouvé volumineux, bosselé et parfois douloureux. Il ne se produit pas de métrorrhagies. Lorsque des adhérences réunissent la tumeur ovarienne à l'utérus, les rapports sont modifiés, l'indépendance des mouvements n'est plus constatée et le diagnostic est plus difficile. L'anesthésie chloroformique pratiquée dans le cas suivant permit de modifier le diagnostic de myome utérin déjà porté dans un premier examen.

### OBSERVATION CX

Carcinome de l'ovaire, par Odebrecht (Société obst. et gyn. de Berlin, 27 janvier 1888).

Femme, âgée de vingt-sept ans. Depuis quelque temps : douleurs, amaigrissement. Anorexie. La tumeur faisait penser à un utérus gravide du huitième mois. Pas de fluctuation. On eut l'idée qu'il s'agissait d'un myome de l'utérus, mais dans l'examen, après l'anesthésie chloroformique, on constata que la tumeur était située en arrière de l'utérus et mobile.

Extirpation facile, guérison. L'examen histologique démontra qu'il s'agissait d'une tumeur carcinomateuse de l'ovaire. Présentation à la Société.

*(Annales de gynécologie,* mai 1888.)

Éliminons maintenant les affections de la séreuse péritonéale. « L'ascite se distinguera de la tumeur ovarienne par la forme du ventre, par la distribution qu'affecte le liquide et la matité déclive qui lui correspond, et par l'état de mobilité complète que conservent l'utérus et ses annexes. » *(Dict. encycl. des sc. méd.)*

Le péritoine est parfois le siège d'hydropisie enkystée, de tumeurs fibro-plastiques ou graisseuses implantées au niveau des franges épiploïques, d'hydatides, de cancer et de tubercules. On reconnaîtra souvent ces lésions, grâce aux signes négatifs résultant de l'examen des organes génitaux, à leur fixité et matité, à leur siège particulier. La cellulite pelvienne et les abcès consécutifs peuvent être confondus avec une tumeur de l'ovaire au début. Le pus se collecte ordinairement entre les feuillets du ligament large, dans les culs-de-sac ante et rétro-utérins d'où il gagne le vagin, le rectum ou la peau. La durée de ces abcès, les troubles de voisinage qu'ils provoquent, leur dureté osseuse et leur adhérence intime aux os du bassin dans certains cas permettraient tout au plus une confusion avec un kyste de l'ovaire suppuré.

On conçoit facilement que la distension tympanique de l'abdomen assez commune chez l'hystérique puisse causer quelque embarras. Cette distension est partielle ou étendue à tout l'abdomen qu'on trouve assez régulièrement dilaté et sonore. Les parois peuvent être pelotonnées sur un point et fournir les signes d'une tumeur profonde.

Le diagnostic a été quelquefois si difficile qu'on a tenté d'opérer ces pseudo-tumeurs. Simpson rapporte six cas où on aurait pu éviter l'erreur par la constatation des stigmates de l'hystérie et l'emploi du chloroforme.

Enfin la tumeur qui occupe maintenant le détroit supérieur peut avoir pris naissance sur un des organes de l'abdomen, d'où elle est descendue dans la région ovarienne. Les renseignements que fournit la malade sur ces migrations sont bien souvent trompeurs.

Lawson Tait cite le cas d'une femme chez laquelle il existait une tumeur fibreuse non douteuse de l'utérus et qui affirmait qu'elle s'était primitivement développée dans le voisinage de la rate et était descendue de là peu à peu vers l'utérus. Les déplacements que subit la tumeur en raison de son augmentation de volume favorisent chez la patiente ces fausses sensations. Les symptômes subjectifs écartés, nous écouterons surtout les indications que nous donneront les signes physiques. « Il est d'abord évident que si la tumeur, quel qu'en soit le volume, ne descend pas jusqu'au détroit supérieur du bassin, et laisse à la partie inférieure un vide dans lequel peut pénétrer le bord de la main, il est évident, dis-je, qu'elle n'est pas d'origine pelvienne, ou bien il faudrait accepter, ce qui est à la rigueur possible, mais tout à fait exceptionnel, l'hypothèse d'un pédicule ovarien ou utérin très long et très étroit. Supposons que la tumeur occupe toute la hauteur de la cavité abdominale : si la percussion démontre une zone de sonorité entre la matité du foie et la matité propre à la tumeur, c'est que le foie n'est pas en cause. Si la tumeur ne présente en aucun point de sa surface de zone sonore ou de bande d'intestin, ce qui est toujours le cas des tumeurs d'origine pelvienne, vous êtes en droit d'éliminer le rein dont les tumeurs présentent ces caractères.

» Par la même raison, vous éliminez le mésentère, le pancréas et l'arrière cavité des épiploons. Si la tumeur conserve la forme normale de la rate, comme dans l'hypertrophie, par exemple, le diagnostic sera facile. Si, au contraire, il s'agit d'un grand kyste de la rate ou du foie plongeant dans le bassin, le diagnostic est impossible. Il en serait de même d'un kyste du grand épiploon. » (Tillaux, *Chir. clinique*, t. II, p. 179.)

Cette longue étude portant sur les organes pelviens ou abdominaux nous a permis de reconnaître une tumeur ovarienne. Est-elle solide ou liquide ? « Une tumeur de l'ovaire sera présumée solide quand elle restera longtemps mobile (Kilkgour), et quand elle ne prendra pas ou qu'elle ne prendra que fort lentement de vastes dimensions. Les kystes et les tumeurs demi-solides prennent, en effet, un accroissement plus rapide, et sont plus fixes et adhérentes. La forme inégale, la consistance dure, le poids lourd, un certain degré de sensibilité de la tumeur, feront croire à une tumeur solide . . . » (*Dict. encycl. des sc. méd.*). La sensation de nodules cartilagineux ou osseux, avec des parties solides ou liquides indiquera un kyste dermoïde.

Il nous reste maintenant à déterminer l'espèce de tumeur solide, partie importante du diagnostic qui nous permettra de porter un pronostic différent et nous obligera parfois à opposer au néoplasme un traitement chirurgical immédiat. On pensera surtout à un fibrome, à un sarcome ou enfin à un carcinome, les autres variétés étant beaucoup plus rares. En dehors de la segmentation spéciale de certains carcinomes l'anatomie pathologique n'offre guère de caractères spéciaux, pas plus que la symptomatologie qui est souvent commune. Nous les distinguerons habituellement par leur évolution clinique, en divisant ces tumeurs en : 1° tumeurs bénignes, tels que fibromes, fibromyomes, cystofibromes, etc . . . ; 2° tumeurs malignes, tels que sarcome, carcinome, épithéliome, etc. Les signes qui séparent ces deux classes se tirent presque tous de la marche et de l'état général. Nous avons déjà

9

vu que, malgré quelques exceptions, l'évolution lente pour les néoplasmes bénins était rapide pour les secondes. La marche des tumeurs malignes peut être retardée par des temps d'arrêts auxquels succèdent des poussées plus ou moins fréquentes.

Les signes les plus sérieux se tirent de l'état général. Un fibrome ne retentit sur l'état général que très tard par son poids, son volume et la gêne provoquée au détroit supérieur. Le sarcome et le carcinome ou épithéliome se compliquent plus rapidement d'œdèmes, de perte de forces, d'amaigrissement, et la malade présentant le facies ovarien, arrive assez vite au marasme, à la cachexie, avec ou sans métastases. Avec ces tumeurs, l'ascite est plus précoce, plus abondante, et nous croyons que Castelnau (thèse de Montpellier) est tombé dans l'erreur en affirmant que ce signe était presque sans valeur. L'ascite existe sans doute souvent avec le fibrome, mais il faut la chercher, tandis qu'avec le sarcome surtout elle contribue plus que la tumeur aux complications circulatoires et respiratoires des périodes avancées. L'examen microscopique de l'épanchement péritonéal aurait fourni au docteur Foulis d'Edimbourg, par la constatation de cellules néoplasiques, des résultats favorables au diagnostic. Aux observations de cet auteur, Lawson Tait en oppose d'autres et croit que ce procédé est sans valeur diagnostique. L'hydrothorax, qu'on distinguera de la pleurésie par l'absence de fièvre, l'identité de nature avec l'ascite et l'absence de reproduction après évacuation de celle-ci, est un symptôme tardif de néoplasme malin. La constatation de ganglions abdomidaux pelviens ou inguinaux, de nodules cancéreux au niveau de l'ombilic ou détachés de la tumeur dans les culs-de-sac, sont des signes assez rares, mais d'une grande valeur en faveur de la malignité de la tumeur.

Avec de tels éléments une erreur de diagnostic paraît pres-

que impossible ; nous déclarons toutefois qu'elles se produisent encore assez souvent, et cela en raison des dégénérescences fréquentes des tumeurs solides, de leurs adhérences
avec l'utérus, de leur inclusion dans le ligament large, etc...
Aux nombreux exemples lus dans les ouvrages classiques,
nous ajouterons le cas suivant, concernant un fibrome inclus
dans le ligament large opéré par M. le professeur Grynfeltt.
Le vrai diagnostic ne fut révélé que par l'examen microscopique fait par M. le professeur Kiener.

### OBSERVATION CXI

Fibrome du ligament large probablement d'origine utérine. (Communiquée par
M. le professeur Grynfeltt). — Inédite.

X...., de Nice, trente-six ans, arrive au mois de juin 1888
à Montpellier, pour consulter M. le professeur Grynfeltt sur
une tumeur abdominale qui s'est développée au niveau de la
fosse iliaque droite. La menstruation est restée normale.
A l'examen, cette tumeur a le volume d'une tête de fœtus à
terme, est assez régulière et d'une consistance dure, ferme,
ligneuse. Elle n'est nullement douloureuse et gêne seulement
la malade par son poids et sa mobilité, ce qui la détermine à
porter une ceinture hypogastrique.

Le palper abdominal, combiné ou non avec le toucher vaginal, l'épreuve du cathéter montrent l'indépendance absolue
de la tumeur et de l'utérus.

Une grande mobilité en tous sens que nous avons déjà
notée permet en outre d'éliminer l'enchondrome du bassin.
Pour ces divers motifs et vu la région occupée par la tumeur
on porte le diagnostic de corps fibreux de l'ovaire droit.

Opération le 14 juillet 1888. Rien de particulier pour l'incision, mais la difficulté de la pédiculation fut grande. En

effet la tumeur était complètement englobée dans le ligament large, enserrée dans ses feuillets et il n'était pas tout à fait admis encore de traiter ces tumeurs incluses par l'énucléation et le drainage de la cavité.

Le pédicule fut donc très gros et la crainte d'hémorrhagie secondaire justifiée par un accident de cette nature dans une hystérectomie récente, détermina M. Grynfeltt à fixer le pédicule selon la méthode de Pean, dans l'angle inférieur de la plaie abdominale avec le clamp de Kœberlé.

La suture fut longue et pénible, à cause de l'étendue de l'incision qui allait de l'ombilic au pubis, mais surtout en raison de l'irruption fréquente des intestins provoquée par des vomissements répétés.

Les suites de l'opération furent bonnes.

L'examen microscopique fait par M. le professeur Kiener, démontra la nature fibromateuse de la tumeur, mais comme il ne trouva en aucun point les éléments histologiques pouvant caractériser l'ovaire, M. Kiener — et M. Grynfeltt accepta cette manière de voir — conclut à un corps fibreux du ligament large ayant eu son origine dans la région de la corne droite de l'utérus, d'où il se serait détaché spontanément ne conservant qu'un mince pédicule et ayant gagné l'interstice du ligament large droit.

La malade a été revue en janvier 1871 et sa santé était parfaite.

## PRONOSTIC

Quel sera le sort des malades dont nous venons de voir l'état clinique? Presque tous les auteurs sont d'accord avec Ziembicki peur déclarer que le pronostic est absolument fatal et qu'il y a seulement en jeu une question de temps. Nous partageons cette opinion mais avec quelques réserves con cernant les tumeurs bénignes. Celles-ci, nous dit Ziembicki, ont un dénouement plus éloigné mais fatal. On a cependant trouvé à l'autopsie de femmes âgées, mortes de maladies intercurrentes, des tumeurs fibreuses restées absolument latentes et dont l'évolution s'accorde difffcilement avec un pareil pronostic. Les dégénérescences calcaires ne sont pas tout à fait rares et n'est-ce point encore là une issue favorable ne compromettant nullement l'avenir de la malade? De plus l'opération n'est-elle pas assez souvent fort aisée pour ces tumeurs bénignes qui s'accompagnent si rarement d'adhérences, de péritonite, d'hémorrhagie, d'un mauvais état général et surtout de récidive? Nous reconnaissons toutefois que ces cas sont l'exception et qu'une tumeur bénigne peut, ainsi que le reconnaît fort bien Ziembicki avoir un dénouement rapide fatal après une période longue et presque inoffensive. La tumeur peut encore provoquer des accidents redoutables par son poids, son volume et ses rapports. Ce sera l'enclavement dans le bassin avec les troubles du côté du rectum ou de la vessie, la compression de l'intestin suivie d'obstruction ou de péritonite foudroyante, après escharification et rupture. Nous aurons ensuite les dégénérescences de la tumeur qui évolue vers le sarcome et le carcinome empruntant à ces néoplasmes leur malignité. La statistique de Schrœder étudiée par Cohn nous a montré déjà combien la proportion des tumeurs malignes varie selon que l'opération est précoce ou tardive.

Quant au sarcome, au carcinome ou épithéliome, nos observations montrent qu'ils tuent inévitablement et dans un avenir peu éloigné. On a bien cité de prétendus sarcomes dont l'évolution aurait été en quelque sorte jugulée par la capsule fibreuse de l'ovaire. Ce sont là des exceptions, si toutefois ces cas existent. Ne serait-il pas plus rationnel en effet d'admettre, jusqu'à la preuve histologique du contraire, que la tumeur était au début un fibrome qui s'est ensuite transformé et compliqué d'éléments malins? L'âge avancé nous permettra d'adoucir notre pronostic dans une certaine mesure, mais le terme fatal est seulement reculé. Avec les tumeurs malignes, l'opération est rendue difficile par un état général souvent mauvais et les résultats sont bien compromis par l'imminence d'une récidive. Kœberlé, A. Martin, Freund admettent cependant la possibilité d'une guérison.

Il est encore certaines conditions qui pour les tumeurs bénignes et malignes viennent augmenter leur gravité. Le chirurgien doit bien les connaître pour réserver son pronostic. Ce seront le jeune âge de la malade, la période sexuelle de sa vie, les congestions menstruelles, la grossesse et la ménopause. L'influence de ces divers états peut être suivie dans nos observations.

L'observation XLIV est surtout fort remarquable. La jeune fille avait quinze ans, sa santé et son développement étaient parfaits. Une tumeur apparait en septembre et en juin, la mort se produit malgré tous les palliatifs et toniques employés par le médecin. La rotation du pédicule cause quelquefois la guérison spontanée mais très souvent de graves accidents.

Les considérations dans lesquelles nous venons d'entrer sur le pronostic nous amènent naturellement à l'étude du traitement.

---

# CHAPITRE VII

---

## TRAITEMENT

---

La thérapeutique des tumeurs solides de l'ovaire est restée longtemps exclusivement médicale. Les moyens employés étaient nombreux et s'adressaient principalement aux symptômes, aux complications ou à l'état général. C'étaient des toniques, des révulsifs, des résolutifs, des lavements. L'iode, le brome, la chaux, le mercure se succédaient tour à tour, employés soit en injection soit en pommade. La malade devait en outre garder le lit aux périodes menstruelles, éviter les excitations génésiques et toute cause de fluxion ovarienne. Cette multiplicité d'agents thérapeutiques montre déjà leur inutilité ; aussi le praticien n'en retirait-il habituellement d'autre profit que celui de ménager le moral de sa malade et de montrer qu'il ne restait pas inactif en présence d'une lésion aussi terrible. Des cas bien rares d'amélioration, de guérison même auraient été cités mais leur authenticité reste problématique. Il s'agissait très probablement de cellulite et abcès pelviens confondus avec une tumeur et on peut se demander avec Spencer Wells si tous ces médicaments ne sont pas non seulement inutiles mais même nuisibles.

En présence de cette impuissance absolue, des ponctions avec ou sans aspiration furent essayées avec d'énormes inconconvénients mais sans beaucoup de résultats favorables.

L'ovariotomie voit enfin entre les mains de Mac–Dowel et de Bakerbrown d'abord et ensuite avec nos chirurgiens modernes relever ce pronostic presque toujours fatal des tumeurs ovariennes. L'ovaire étant un des organes les plus isolés du corps, on était en droit d'attendre de l'intervention des résultats qui depuis, il est vrai, ont même dépassé les prévisions. Ces résultats excuseront la hardiesse de nos conclusions.

Quelle que soit la nature de la nature, l'indication unique est l'extirpation. Nous suivrons aussi dans ce chapitre la division purement conventionnelle des tumeurs en bénignes et malignes. Pour les fibromes, les cysto-fibromes, les fibro-myomes et les kystes dermoïdes, les auteurs paraissent d'accord et acceptent l'intervention. Ils diffèrent seulement quant au moment où il faut intervenir. Les uns veulent qu'on essaie les résolutifs, les palliatifs ou vantent l'électricité en recommant des piles à tension faible, mais à ampérage élevé. Ils attendent pour opérer que la tumeur soit devenue par son volume un motif de gêne excessive ou une cause de danger par les accidents locaux et générauxqu'elle détermine. Les autres — et nous nous rangeons avec eux — pensent qu'il faut opérer dès que la tumeur est constatée, dès que le diagnostic est posé, non seulement à cause de l'inefficacité du traitement médical, d'une augmentation de volume de la tumeur et de la production d'adhérences (Ziembicki), mais surtout, d'après nous, en raison de la possibilité d'une transformation sarcomateuse ou carcinomateuse avec la généralisation et la récidive en perspective. Nous citerons seulement pour mémoire l'opinion de Krowley Thornton (*Rev. des soc. sav.; Annales de gynécol.*, janvier 1882), qui se prononce hardiment contre l'intervention, affirmant le caractère bénin de ces néoplasmes, l'efficacité de moyens médicaux ou chirurgicaux moins dangereux, le danger plus grand des opérations pour fibromes. Qu'il nous suffise d'opposer à ces conclusions, déjà un peu anciennes du reste, les résultats donnés par Castelnau (thèse de Montpellier). Pour 31 observations de fibrome, l'ovariotomie fut faite 18 fois. Il y eut 14 succès et les 3 insuccès étaient nettement imputables à l'ovariotomie tardive. Nos chiffres sont encore plus concluants. Pour vingt-cinq cas de fibromes purs ou variétés de fibrome, l'opération fut tentée seize fois, et il y eut un cas de mort dans une circonstance où la tumeur était compliquée par une grossesse. La mort plus ou moins retardée est la règle pour tous les cas non opérés.

Si le traitement du fibrome par l'ovariotomie précoce soulève peu d'objections ; il n'en est pas de même pour les tumeurs malignes (sarcome, carcinome ou épithéliome, endothéliome, myxome, kystes végétants). Ici nous trouvons tous les intermédiaires depuis l'abstention complète jusqu'à l'opération pendant les dernières périodes.

Ziembicki se prononce contre l'intervention, avec quelques réserves cependant et presque à regret. Le jeune âge des malades, leurs souffrances, peuvent, ajoute-t-il, forcer la main au chirurgien. Dans son *Traité des maladies des femmes* paru en 1876, Barnes parle avec plus d'autorité contre l'opération. « Les tumeurs solides de l'ovaire, nous dit-il, sont souvent une manifestation locale d'une maladie généralisée qui intéresse aussi d'autres organes ; et cette considération confirme la règle de ne pas enlever les tumeurs ovariques solides ; à quoi servirait-il en effet d'enlever un ovaire cancéreux lorsqu'il est extrêmement probable que la maladie a déjà envahi d'autres organes ? » D'autres chirurgiens considèrent encore ces tumeurs comme des » noli me tangere. »

Schrœder (de Berlin) s'abstient de les opérer et Carl Braum (de Vienne), referme l'abdomen après incision exploratrice, lorsqu'il se trouve en présence d'une tumeur maligne. Les considérations théoriques sur lesquelles ces auteurs basent leur ligne de conduite, se trouvent en contradiction avec des faits, des résultats obtenus par l'ovariotomie pratiquée pour tumeurs malignes. Aussi les chirurgiens acceptent générale-ment l'intervention tant que l'organisme n'est pas trop atteint et que la lésion paraît encore localisée. Spencer Wells, Gaillard Thomas, Ruge, Olsausen, A Martin, Duvelieus, Pozzi et tant d'autres, préconisent l'extirpation, pourvu, toutefois, qu'elle puisse être totale. L'opération leur paraît nettement indiquée si la tumeur est mobile, les adhérences faibles, les fonctions rénales normales, l'état général bien conservé. Avec des adhérences plus étendues, ils intervien-nent encore, adoptant alors malgré les critiques de Kœberlé, la méthode par morcellement de Péan. Quand la tumeur est immobile, la généralisation réalisée, l'état général atteint, il n'y a pour eux contre-indication absolue. « S'il existe des métastases nombreuses, dit Olshausen, sur le péritoine ou l'épiploon, ou même sur l'intestin, nul ne songera à préconi-ser, l'extirpation, ne serait-ce que de la tumeur ovarique. Je ne me hasarderai pas davantage à cette extirpation, si je découvrais des foyers métastatiques sur la vessie et l'intes-tin, conditions qui nécessitent la résection des deux organes creux. »

Telle n'est pas l'opinion de Cohn, assistant de Schrœder, et surtout de Freund (*Zeit. für Geb. u. gyn.*, 1990), qui croient qu'on doit opérer les tumeurs malignes même avan-cées si l'opération est faisable. La chute de parties cancé-reuses dans le repli vesico-utérin et le cul-de-sac de Douglas, considérée ordinairement comme un très mauvais signe, l'hydrothorax, l'ascite précoce et rebelle, la généralisation même ne seraient pas, pour Freund, une contre-indication. L'opération, dans ces conditions, est longue, difficile, un personnel bien dressé est nécessaire, mais quelle est la valeur de ces difficultés en présence d'un si grand danger retardé, d'une survie parfois assez longue accordée à la malade? On peut se demander si, grâce à l'antisepsie et aux perfectionnements incessants de la chirurgie, les idées de Freund ne sont pas appelées à prendre rang dans la science. L'ovariotomie, ainsi élargie, est encore à sa période de tâtonnement, et les résultats déjà fournis ne s'appuient pas sur en assez grand nombre de cas pour nous permettre de nous prononcer déjà en faveur de cette méthode. Nous adopterons donc celle de M. Wells, précédé en cela par la majorité des chirurgiens. Avec eux, nous pensons du reste qu'on peut restreindre considérablement le nombre de cancers de l'ovaire inopérables, si l'on intervient de bonne heure. Les transformations malignes des fibromes nous ont déjà donné l'occasion de vanter l'intervention précoce. Ici, cette intervention s'impose encore davantage, puisque la tumeur deviendra à peu près sûrement inopérable ou du moins plus difficilement opérable (Freund) dans un espace de temps fort restreint. L'intervention précoce supprime encore beaucoup de complications résultant des adhérences et de la péritonite qui compromettent ensuite les résultats opératoires.

Mais si nous n'admettons pas les idées de Freund, resterons-nous pour cela complètement inactif en présence d'un cancer généralisé prescrivant seulement des opiacées, des toniques, un traitement anodin quelconque déguisant mal notre impuissance? Assurément non. Nous pouvons encore beaucoup pour ces malades. Une ponction rarement, mais surtout une laparatomie exploratrice seront alors indiquées. On fera ainsi un traitement palliatif qui soulage toujours sans faire courir de grands risques.

Indépendamment de l'heureuse influence morale de cette opération, elle améliore beaucoup la malade en permettant l'écoulement de l'ascite et la disparition des phénomènes de compression thoraciques ou abdominaux. Des chirurgiens qui après incision exploratrice se trouvent en présence d'un cancer inopérable n'hésitent pas à enlever du néoplasme tout ce qu'ils peuvent et à refermer ensuite la cavité abdominale sur des débris qu'ils n'auraient pu détacher sans lésion d'organes importants.

Ils pratiquent ainsi l'ovariotomie incomplète. Leroy (thèse de Paris, 1881) qui a fait une étude de cette question, conclut qu'elle fait courir aux malades tous les risques de l'ovariotomie sans avoir la chance de les guérir. D'après la majorité des auteurs qni ont traité cette question, elle ne peut être qu'une ressource, un pis aller dans les cas où il est impossible d'achever une opération. Cette opération partielle ne doit pas être confondue avec celle qui a pour but de conserver à la malade une partie de l'ovaire resté sain, en vue de la possibilité d'une fécondation ultérieure.

Cette méthode a été préconisée par Schrœder et Martin, de Berlin. Le premier, dès 1885 (*Zeit. f. Geb. u. Gynœk.*), publie 8 observations de femmes chez lesquelles il avait conservé une partie plus ou moins considérable de l'ovaire. Le second, décrit en avril 1889 (Berlin, *Klin. Woch.* n° 13) 11 ablations partielles, dont 4 pour néoplasmes kystiques, 7 pour follicules dilatés. Toutes ces femmes ont guéri et sont menstruées; 3 ont eu des enfants depuis, 2 n'étaient pas mariées. Ces résultats sont encourageants et démontrent l'aptitude à concevoir grâce à la conservation d'une partie du tissu ovarien. Pour justifier l'emploi de ce procédé, il faut qu'une partie de l'ovaire soit absolument sain, que, de plus, l'état général soit resté bon, conditions qui se trouvent rarement réunies lorsque nos malades viennent nous consulter sur leur état. Cette méthode trouve donc assez rarement son indication et de plus elle n'est pas sans inconvénients. Peut-on être toujours sûr, en effet, que la portion d'ovaire abandonnée dans l'abdomen ne contient pas en son centre quelque fin noyau sarcomateux, qui nécessitera sans tarder une autre intervention ? Le Dᵣ Jentzer, de Genève (*Archiv. de toc.*, 1889), conclut que le développement d'une tumeur ovarienne non extirpée lors d'une première laparotomie a lieu dans la majorité des cas durant les cinq premières années, que l'ovariotomie pratiquée pour la deuxième fois est plus difficile même pour un chirurgien exercé sans être toutefois plus dangereuse.

Pour compléter l'étude des procédés opératoires appliqués à l'ablation des tumeurs solides de l'ovaire, il nous reste à parler de l'incision vaginale faite la première fois par Gaillard Thomas en 1870. Un travail assez important a été fait là-dessus par Arm. Bonecaze (thèse de Paris, 1889). L'incision vaginale lui paraît indiquée dans le cas des petites tumeurs mobiles, peu adhérentes, avec utérus indépendant, facilement abaissable, un vagin large et dilatable, conditions indispensables pour permettre les diverses manœuvres opératoires. L'ablation par incision vaginale serait d'après lui facile, aussi sûre que la laparotomie avec les inconvénients de l'incision en moins et permettrait en outre le drainage. Cette opération trouve assez rarement son indication. Elle est pour nous aussi compliquée, ne permet pas de faire une une bonne ligature du pédicule et s'adresse tout au plus à de petites tumeurs descendues dans le cul-de-sac de Douglas.

Deux points assez importants de la thérapeutique des tumeurs solides restent encore à signaler. Le premier concerne la torsion du pédicule. Nous nous bornerons à déclarer l'urgence de l'intervention pour parer aux accidents mortels qui ne tardent pas à résulter de la grangrène de la tumeur. Le second concerne les tumeurs solides de l'ovaire compliquées

de grossesse. Faut-il faire l'ovariotomie, provoquer l'avortement ou l'accouchement ou bien attendre l'établissement
spontané du travail ? Les chiffres fournis à ce sujet par
Schrœder depuis le 1er avril 1876 au 1er janvier 1885 et portant sur des myomes, carcinomes et autres tumeurs ovariques obstruant le canal de la parturition sont fort importants : 28 malades furent opérées au cours de leur grossesse,
pas de mort de femme, 1 enfant sauvé ; 25 au moment du
travail, 15 femmes meurent, 13 enfants survécurent. Une
intervention chirurgicale au début de la grossesse sera donc
la méthode de choix. Elle permettra presque toujours à la
grossesse de suivre son cours. Au moment du travail, où
selon l'expression de Pajot « tout est à la résorption », le
danger est décuplé et dans les cas de distocie produits par
ces tumeurs on a seulement le choix entre la craniotomie
et l'opération césarienne. Le choix entre ces deux procédés
variera selon les cas particuliers et avec la manière de voir
de l'opérateur. Nous rapportons à ce sujet l'observation suivante empruntée aux *Archives de tocologie*, p. 365, 1884.

### OBSERVATION CXII

Weber Ebenhoff (Prague). Rétrécissement extrême du petit bassin causé par la
descente d'une tumeur ovarienne.

Femme amenée à l'hôpital pendant la deuxième période du
travail. Réduction de la tumeur. Trépanation et excébration
de la tête fœtale. Cranioclasie. Guérison de la mère.

Des discussions dans lesquelles nous venons de rentrer à
propos des divers procédés opératoires, il résulte que les contre-indications de l'intervention pour les tumeurs solides de
l'ovaire deviennent de moins en moins nombreuses et que
l'opération urgente après torsion du pédicule doit toujours
être précoce en cas de grossesse. On s'arrêtera le plus souvent à l'ovariotomie avec cautérisation et ligature intra-péri-

tonéale du pédicule qui a donné d'excellents résultats chez les opérées de M. le professeur Tédenat, dont nous avons rapporté les observations. On fera quelquefois l'incision exploratrice, raremeut l'incision viginale et exceptionnellement la ponction et l'ovariotomie incomplète. La paracentèse du péritoine sera quelquefois indiquée.

L'importance de notre sujet ne nous permet pas d'examiner le manuel opératoire de l'ovariotomie ou de la laparotomie exploratrice, ni même leur pansement.

Ces questions traitées fort longuement dans les ouvrages de Lawson Tait et Spencer Wells, et résumées à propos de chaque opération pratiquée par M. le professeur Tédenat, ne nous arrêterons donc point.

Nous ferons remarquer cependant que l'eau salée bouillie a été préférée par M. le professeur Tédenat au sublimé qui présente beaucoup plus de dangers. Ces lavages avec l'eau salée bouillie, ont donné d'excellents résultats chez tous les malades dont nous rapportons l'observation. Afin d'éviter la syncope par reflexe que produit quelquefois l'eau très chaude. M. Tédenat emploie l'eau bouillie salée a une température un peu inférieure ou égale à celle du corps. Polaillon (Bull. de l'Ac. de méd., 1879) cite trois observations où la respiration se ralentit au moment où l'on introduisit l'eau chaude dans la cavité abdominale pour y établir un courant. Deux fois seulement elle put être rétablie, et la troisième fois, il y eut mort.

Avant d'aborder nos conclusions, nous croyons nécessaire d'indiquer les résultats obtenus par les méthodes opératoires que nous venons de passer en revue.

La ponction exploratrice et l'incision vaginale seront laissées de côté, l'une étant reconnue inutile et même dangereuse, l'autre est si rarement pratiquée que nos conclusions seraient sans valeur. Nous avons surtout en vue les résultats immédiats et consécutifs de la laparotomie exploratrice et de

l'ovariotomie, qui sont très remarquables. L'incision exploratrice bien que s'adressant à des malades atteints de tumeurs
malignes dont l'état général est souvent mauvais a donné de
bons résultats. Le docteur E. Cohn (Soc. obst. et gyn. de
Berlin, 1885) fournit une statistique portant sur 21 cas où la
laparotomie exploratrice fut faite 18 fois, et la ponction trois
fois avec deux morts seulement. Martin rapporte 22 laparotomies exploratrices avec 4 insuccès; 18 malades retirèrent de
cette opération un grand bénéfice qui se prolongeait depuis
plus d'un an (1886). Ces chiffres ne confirment guère le pronostic fâcheux porté par Olshausen au sujet de cette méthode
opératoire.

L'ovariotomie est arrivée à une mortalité presque insigni-
fiante variant de 3 à 5 0|0. Les résultats consécutifs dépen-
dent de la nature de la tumeur, ils sont acquis avec les tumeurs
bénignes. Quant aux tumeurs malignes, le bénéfice est assez
grand pour qu'on risque l'intervention. Spencer Wells en-
leva un kyste à parois fortement cancéreuses où à la récidive
ne se fit qu'au bout de douze ans et pendant cette période
la santé fut excellente. Netzel (*Centr. f. Gyn.*, 1886) cite six
cas de myxome opérés, tous guéris et non récidivés E. Cohn,
résumant la pratique de Schrœder (*Zeit. f. Geb. u. Gynœk*,
1886), rapporte 10 cas de sarcome et 11 de carcinome ayant
donné les résultats suivants:

Sur les 10 malades atteints de sarcomes 3 moururent de
l'opération, 2 par récidive l'une au bout d'un an, l'autre après
deux ans écoulés, enfin 5 sont restés guéris et la guérison a
été constatée quatre mois, huit mois, quinze mois cinq semaines et quatre ans après l'opération selon les cas.

Sur 11 malades atteints de carcinomes, 4 moururent de
l'opération, 3 par récidive dont deux après neuf mois de service, 4 furent guéries et la guérison a été constatée un an et
demi après pour deux, un an pour un autre et la quatrième

ne fut pas revue. On aurait donc sur 100 cas les proportions suivantes: 20 0|0 de morts, 15 0|0 de récidives, 19 0|0 de guérison.

Les résultats relevés dans notre chapitre d'observations confirment les chiffres précèdents. Dans un cas de sarcome emprunté Ladouce (thèse de Paris) la récidive se produisit deux mois après l'opération. Pour les obs. XXXXV et XXXXVI dues à M. le professeur Tédénat la guérison se maintient depuis quatre ans dans l'une, depuis cinq ans dans l'autre. Enfin un cas de carcinome opéré aussi par M. Tédenat (obs. LXXXXV) n'a récidivé qu'après dix mois de santé parfaite. L'observation suivante montre des résultats fort remarquables pour un myxo-sarcome carcinomateux,

### OBSERVATION CXIII

Myxo-sarcome carcinomateux (*Centr. für Gynœk.*, 1885.
*Revue de chirurgie*, 1887).

Lindner, quarante-huit ans; réglée régulièrement depuis l'âge de dix-huit ans; mais faiblement (un jour). Pas d'enfant; fausse couche il y a dix ans.

Opérée le 15 janvier 1880 par le professeur Winckel à Dresde.

*Examen microscopique.* — Myxo-sarcome carcinomateux.

*Guérison.* — Récidive après cinq ans de bonne santé. Cette femme se représente le 8 septembre 1885. Elle est opérée de nouveau le 10 septembre et sort guérie quelques jours plus tard.

Nous avons insisté sur les résultats de l'ovariotomie pour bien montrer combien le chirurgien doit tendre à accepter l'intervention dans la plupart des cas. Nous aurions pu également démontrer qu'elle n'a pas de fâcheuse influence sur la production de grossesses ultérieures. Les auteurs citent des cas assez nombreux de femmes ayant eu soit des grossesses simples, soit des grossesses gémellaires doubles et même triples peu de temps après l'ablation d'un ovaire.

Nous devons, pour être complet, signaler des complications opératoires qui se produisent quelquefois lorsque la tumeur a contracté des adhérences nombreuses et profondes avec des organes voisins, ou bien qu'elle les comprime fortement contre une des parois. Les organes le plus souvent lésés sont la vessie, les urétères ou l'intestin. La blessure de la vessie est la moins fréquente si l'on prend la précaution d'introduire une sonde métallique d'homme. Elle est cependant possible malgré cette précaution. On répare la brèche avec la suture de Lembert et le pronostic n'est pas pour cela bien aggravé. La blessure des urétères est plus fréquente et plus grave. Quant à l'intestin, il peut aussi être lésé comme le démontre l'observation suivante :

### OBSERVATION CXIV
#### Bovremann.— Ovaire sarcomateux ; ablation

Femme quarante quatre ans, large tumeur mobile ; on diagnostique une tumeur maligne en raison de l'ascite concomitante. A l'ouverture du péritoine s'échappe une grande quantité de liquide ascitique. L'épiploon adhère à la tumeur ; on le ligature et on le sectionne. En retirant la tumeur, on trouve une anse intestinale étroitement adhérente et on est obligé d'en réséquer un morceau ; les deux extrémités en sont réunies par la méthode d'invagination de Senn. Tout alla bien d'abord, l'instestin fonctionnant et les gaz s'échappant librement ; nulle trace de péritonite. Le huitième jour, cependant, symptômes d'inflammation, et mort le dixième jour. A l'autopsie, péritonite purulente causée par une ulcération siégeant sur le segment supérieur de l'intestin.

(*Répertoire universel d'obst. et gyn.*, 1889.)

Ce cas montre qu'on est quelquefois obligé de faire l'ente-
rectomie en raison d'adhérences très solides réunissant la
tumeur à l'intestin. Cette opération est grave. « Il serait pré-
férable (Lassalle, thèse de Montpellier) de laisser dans l'abdomen une partie de la tumeur rattachée à l'intestin, plutôt
que de s'exposer à un rétrécissement de cet organe si l'on
tente la réunion. » Le danger d'une péritonite par rupture
d'un ou plusieurs points de suture nous paraît être un accident encore plus redoutable, plus fréquent que le rétrécissement et capable de faire accepter dans ces cas l'ablation incomplète de la tumeur.

# CHAPITRE VIII

## CONCLUSIONS

Nos conclusions peuvent se résumer en quelques proposi-
tions qui nous paraissent clairement découler de notre travail.

La question des tumeurs solides de l'ovaire est vaste, difficile à résoudre et connue depuis peu de temps.

C'est pendant la vie sexuelle de la femme que ces tumeurs
se développent; mais il y a des exceptions. Elles ont un do-
maine variable, illimité, se confondant souvent avec celui des
tumeurs liquides.

Une définition scientifique sera de ce fait purement arbitraire et incomplète. Nous avons toutefois fourni la suivante,
que nous n'hésitons pas à déclarer banale, mais commode;

nécessaire même pour l'étude : *est tumeur solide toute masse ovarienne de formation récente, composée exclusivement de parties solides ou dans laquelle ces parties sont en excès.*

Les tumeurs solides ne sont pas aussi rares qu'on l'a dit.

Elles se compliquent souvent d'adhérences en raison de la chute de l'épithélium spécial qui recouvre leur surface (Valdeyer).

Dans les conditions normales, les migrations de l'ovaire néoplasié peuvent être comparées à celles de l'utérus gravide. Ces déplacements entraînent un certain degré de torsion du pédicule qui est le plus souvent court et large.

La douleur de l'ascite est régulièrement constatée avec les tumeurs solides malignes, souvent, mais non toujours (Castelnau) avec les tumeurs bénignes.

L'épanchement péritonéal est dû à la compression, à la péritonite chronique, ou encore au produit de sécrétion dans les cas de néoplasmes végétants.

La nature maligne de la tumeur est ordinairement indiquée par une ascite précoce, abondante, rebelle, des douleurs vives et un état général mauvais.

Tous les néoplasmes solides présentent le plus souvent des symptômes communs, tels que : augmentation du volume du ventre, apparition d'une tumeur, sensation de poids, douleurs, etc.

Le diagnostic facilité par la paracentèse du péritoine se fait par exclusion, en cherchant à démontrer que la tumeur ne peut pas être ovarienne.

La marche et la durée varient avec la nature du néoplasme. L'évolution est lente s'il s'agit de fibrome, cysto-fibrome et productions dermoïdes; rapide au contraire pour des sarcomes, carcinomes et autres tumeurs malignes.

Le pronostic est fatal, avec quelques réserves toutefois en faveur du fibrome et kystes dermoïdes.

Un seul traitement est de mise, c'est le traitement chirurgical.

Les contre-indications de l'intervention sont de moins en moins nombreuses.

On s'arrêtera le plus souvent à l'ovariotomie avec cautérisation et ligature intra-péritonéale du pédicule. On fera quelquefois l'incision exploratrice, l'ovariotomie incomplète. La paracentèse du péritoine sera quelquefois indiquée. En présence d'une grossesse compliquée d'une tumeur solide, c'est pendant les trois premiers mois qu'il faudra opérer.

Les excellents résultats consignés dans plusieurs statistiques, la survie considérable dont bénéficient encore deux malades atteints de tumeurs malignes et opérées par M. le professeur Tédenat, permettent d'espérer beaucoup de l'ovariotomie dans le traitement des tumeurs solides de l'ovaire.

# INDEX BIBLIOGRAPHIQUE

Archives générales de méd., 1823, 1845, 1850.

SPIEGELBERG.— Monatsschrift für Geburtskunde., 1866.

VIRCHOW. — Pathologie des tumeurs, 1867.

GERHARD (Léopold).— Die soliden Eierstocks gesch. (Archiv f. Gynœk., 1874.)

BARNES (Robert). — Maladies des femmes, 1874.

ZIEMBICKI. — Thèse de Paris, 1875.

BOINET (A). — Traité pratique des maladies des ovaires et de leur traitement, 1877.

KŒBERLÉ. — Articles sur les maladies des ovaires. (Nouveau dict. de méd. et chir.).

GAILLARD (Thomas). — Traité clinique des maladies des femmes, 1879.

SPENCER WELLS. — Diseases of the ovaries, 1872.
    —        Tumeurs de l'ovaire et de l'utérus, 1883.

KARL VON ROKINTANSKI. — (Allg. Weiner méd. Zeit., 1880.

Annales de gynécologie, 1881, 1882, 1885, 1890.

Archives de tocologie, 1883, 1884, 1889.

DE SINETY. — Traité pratique de gynécologie, 1884.

TERRILLON. — Bull. et mém. de Soc. de chir. 1884, 1886.

Dr E. COHN. — Soc. obst. et gyn. de Berlin, 1885-1886.

RENDU. — Lyon médical, 1886.

GALLARD (T). Leçons cliniques sur les maladies des ov., 1886.

LAWSON TAIT. — Traité des maladies des ovaires, 1886.

SCHRŒDER. — Zeit. f. Geb.u. Gynœk., 1885-1886.

TERRIER. — Revue de chir., 1884-1885-1886.

— 155 —

Netzel. — Centr. f. Gyn., 1886.

Sections. — J. des pathologischen institutes, 1887.

Seeger R. — Ueber solide tumoren des ovarien. München, 1888.

Martin (A.). — Traité clinique des mal. des femmes, 1889.

Ferrand. — Article tumeurs solides du dict. encyçlopédique

Tillaux. — Chirurgie clinique, 1889.

Lamarque. — Thèse de Bordeaux, 1888-89.

Ladouce. — Thèse de Paris, 1888-1889.

Polaillon. — Bull. de l'Acad. de méd., 1889.

Wacquez. — Thèse de Paris, 1888-1889.

Gundelach. — Thèse de Paris, 1887.

Castelnau. — Thèse de Montpellier, 1889-1890.

Lassalle. — Thèse de Montpellier, 1890-1891.

Diction Jonet. — N.-York Med., 7 mai 1890.

Arm. Bonnecaze. — Thèse de Paris, 1889.

Martin. — Berlin, Klin. Woch, n° 13, 1889.

Gilis. — Précis d'embryologie, 1891.

Pozzi. — Traité de gynécologie, 1891.

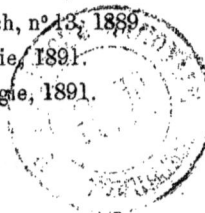

# ERRATA

---

Pages  12. — *Au lieu de :* fine enveloppe, *lire :* épithélium de recouvrement.

 —  14. — *Au lieu de :* ou dans laquelles, *lire :* ou dans laquelle.

 —  24. — *Au lieu de :* que l'âge avancé, *lire :* qu'à l'âge avancé.

 — 136. — *Au lieu de :* janvier 1871, *lire :* janvier 1891.

 — 140. — *Au lieu de :* quelle que soit la nature de la nature, *lire :* quelle que soit la nature de la tumeur.

 — 142. — *Au lieu de :* Duvelieus, *lire :* Duvelius.

 — 149. — *Au lieu de :* XXXXV et XXXXVI, *lire :* XLV et XLVI.

 — 152. — *Au lieu de :* douleur de l'ascite, *lire :* présence de l'ascite.

 — 152. — *Au lieu de :* ne peut pas être, *lire :* ne peut pas ne pas être.

www.ingramcontent.com/pod-product-compliance
Lightning Source LLC
Chambersburg PA
CBHW071837200326
41519CB00016B/4147